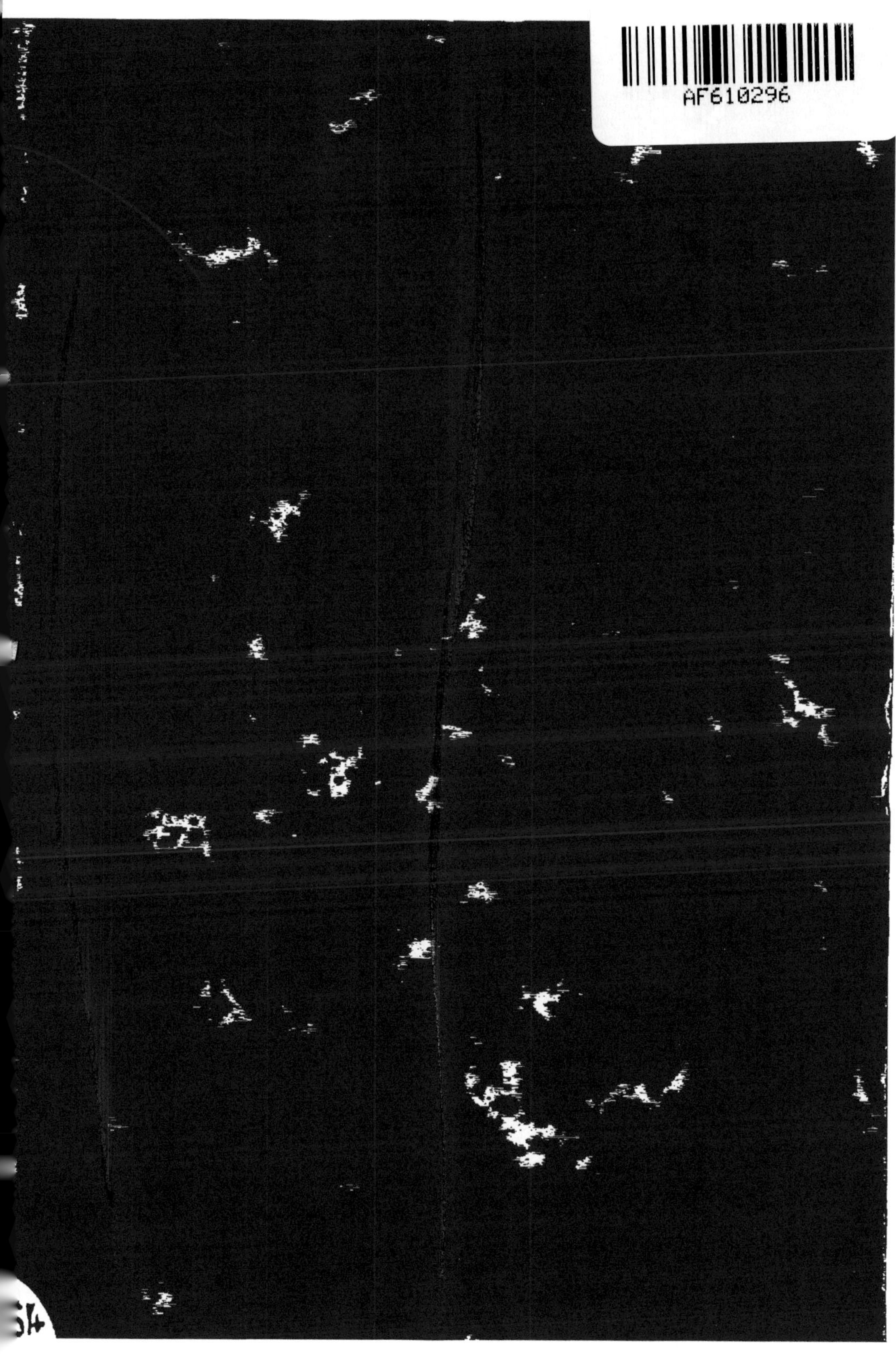

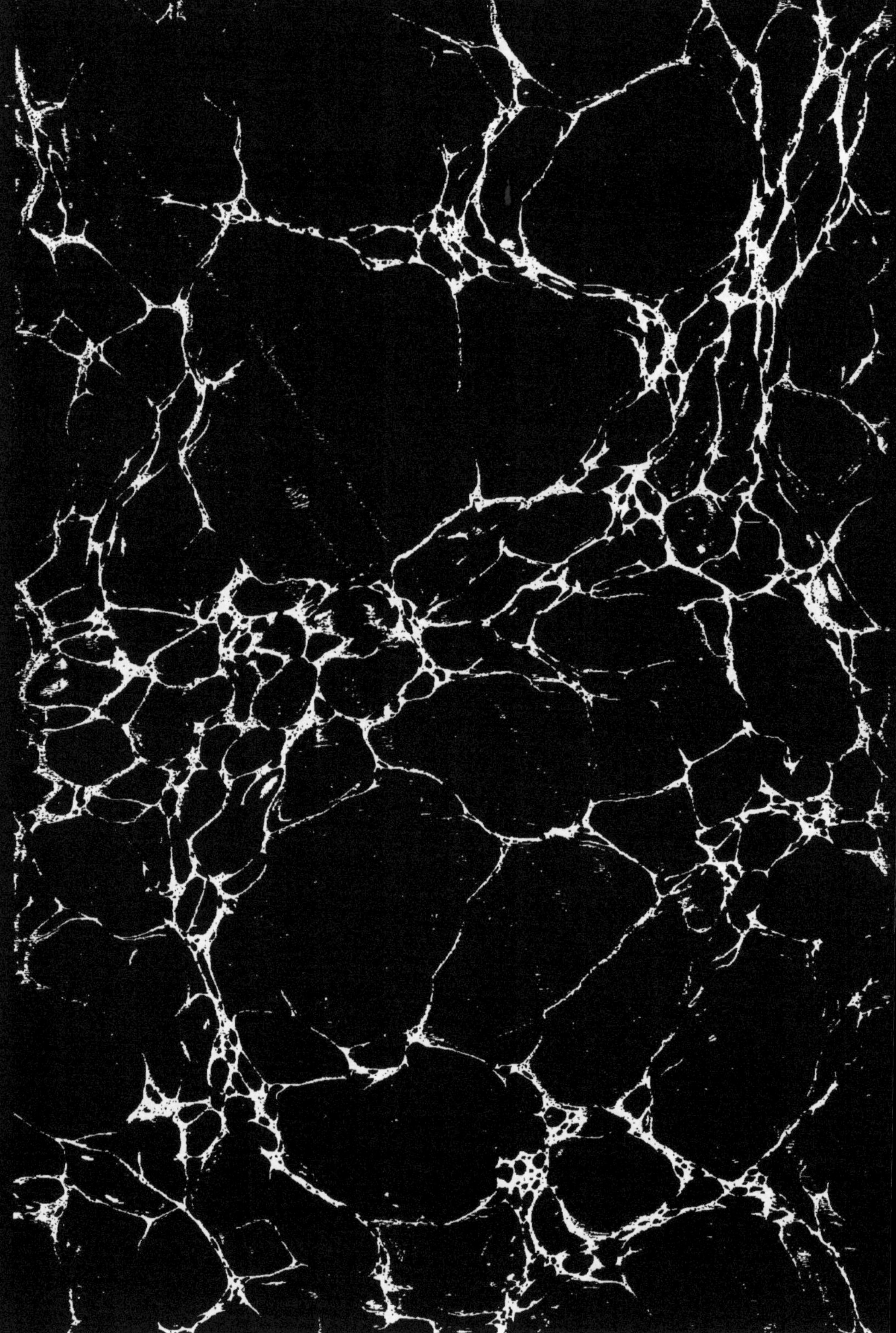

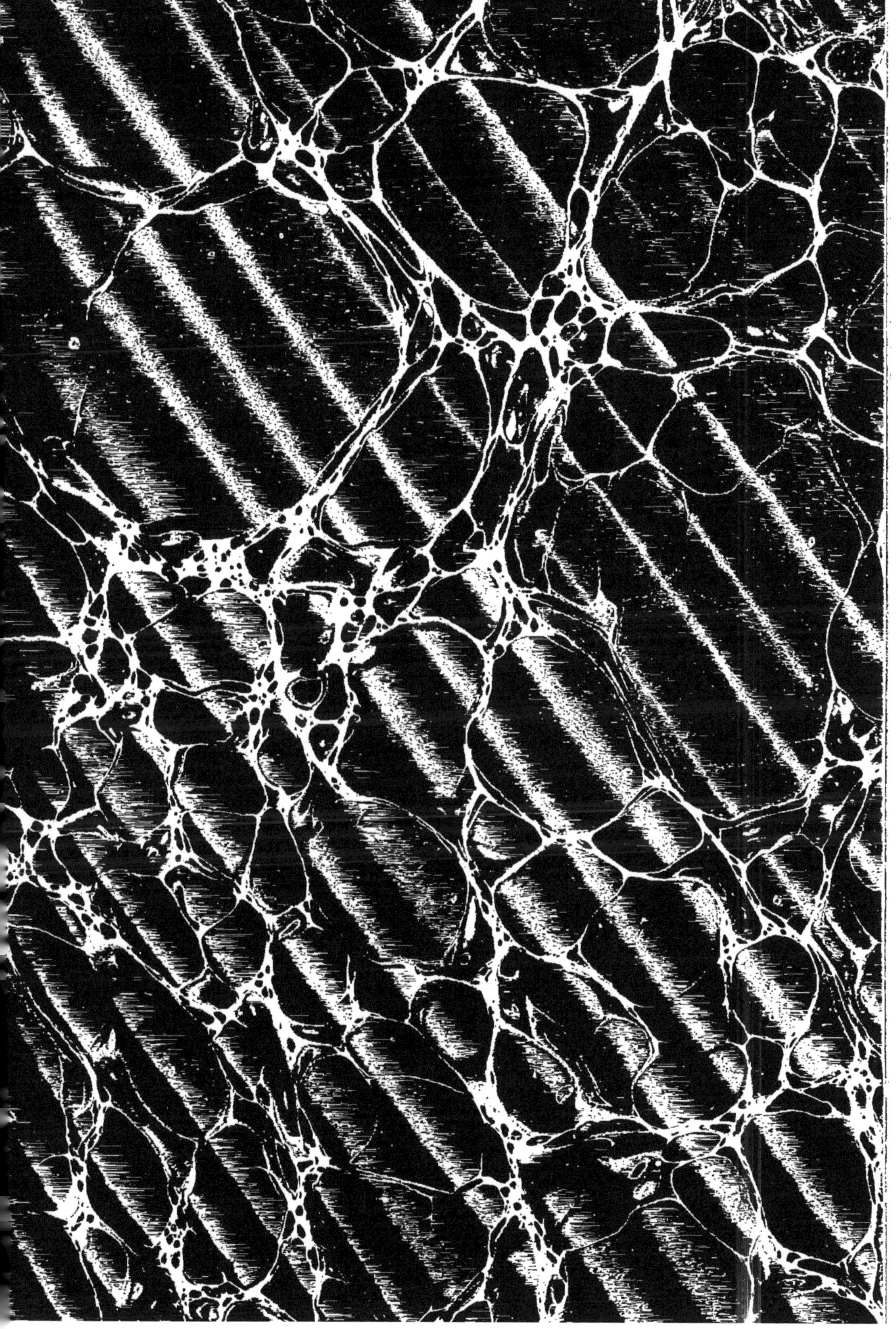

EXAMEN
HISTORIQUE ET RAISONNÉ
DES
EXPÉRIENCES PRÉTENDUES MAGNÉTIQUES.

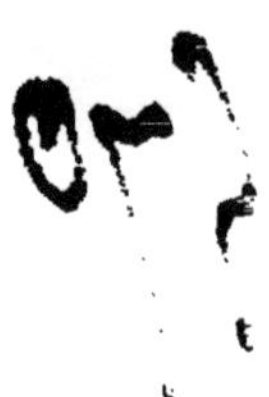

OUVRAGES DU MÊME AUTEUR.

HISTOIRE philosophique de l'Hypochondrie et de l'Hystérie. Ouvrage couronné par la Société royale de Médecine de Bordeaux. Un volume in-8° de 600 pages. Prix : 7 fr. 50 c.

EXAMEN des conclusions du Rapport de M. Double, sur le Choléra-Morbus.

DU VOMISSEMENT sous le rapport séméiologique dans les diverses maladies.

SOUS PRESSE :

DE L'INSTINCT et des Déterminations instinctives dans l'espèce humaine.

IMPRIMERIE DE Ve THUAU,
RUE DU CLOÎTRE ST.-BENOÎT, N° 4.

EXAMEN
HISTORIQUE ET RAISONNÉ

DES

EXPÉRIENCES PRÉTENDUES MAGNÉTIQUES

FAITES

PAR LA COMMISSION DE L'ACADÉMIE ROYALE
DE MÉDECINE;

POUR SERVIR A L'HISTOIRE DE LA PHILOSOPHIE MÉDICALE
AU 19e SIÈCLE.

PAR E. F. DUBOIS (D'AMIENS),

DOCTEUR EN MÉDECINE, AGRÉGÉ A LA FACULTÉ DE MÉDECINE DE PARIS, MEMBRE CORRESPONDANT DE LA SOCIÉTÉ ROYALE DE MÉDECINE DE BORDEAUX, ETC.

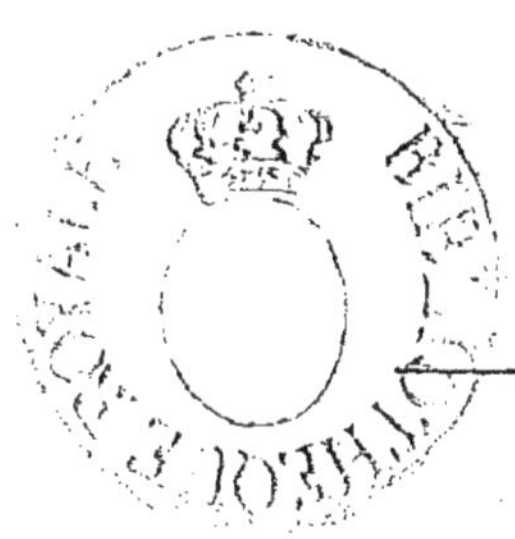

> Le sublimé de la philosophie est de nous ramener au bon sens. (CABANIS.)

Paris,

LIBRAIRIE DE DEVILLE CAVELLIN,
ANCIENNE MAISON GABON,
10, RUE DE L'ÉCOLE-DE-MÉDECINE.

1833.

EXAMEN

HISTORIQUE ET RAISONNÉ

Des expériences prétendues magnétiques faites par la commission de l'Académie royale de médecine,

Pour servir à l'Histoire de la philosophie médicale au 19e siècle.

PRÉAMBULE ET PROFESSION DE FOI.

Je ne croirai à un miracle, disait Voltaire, que lorsqu'il aura eu lieu en présence de l'Académie et de la Faculté de médecine, assistées d'un régiment de dragons pour écarter les fanatiques et les imbéciles. Hé bien ! s'écrient les magnétiseurs, depuis près de six ans nous avons opéré bon nombre de miracles en présence de l'Académie représentée par une commission spéciale, et besoin n'était d'un régiment de dragons ; car ni fanatiques ni imbéciles ne se sont immiscés dans nos expériences, faites d'ailleurs avec solennité, avec recueillement et dans un profond silence (Rapp., pag. 6.). Doucement ! répliquerait maître Arouet, si je pouvais le réveiller par quelque prosopopée, doucement ! pour des fanatiques, je le crois : je ne vois plus de convictions au monde assez profondes et assez énergiques pour inspirer du fanatisme; mais pour les imbéciles, MM. les magnétiseurs, votre temps n'en est pas plus exempt que le mien; et Dieu veuille que chez vous les jongleurs ne remplacent pas les fanatiques!

A cela j'ajouterai que les conditions scientifiques ne sont pas encore remplies: les magnétiseurs se sont trop pressés de rendre l'Académie tout entière, et surtout la Faculté de médecine, solidaires de la validité de leurs miracles. La commission, il est vrai, a adopté leurs idées; mais l'Académie ne s'est pas encore prononcée. C'est même pour elle que je travaille, et que je vais consciencieusement et largement préparer le terrain de la discussion. La question magnétique est donc encore en litige dans son sein. Et quant à la Faculté de médecine, comme elle se compose de l'universalité des docteurs, il ne sera guère facile d'avoir son avis: on n'aura que des opinions individuelles; et pour donner l'exemple, je vais, sinon donner la mienne, du moins indiquer dans quel sens et sous quel rapport je considérerai le magnétisme et les magnétiseurs.

Attendez! va-t-on me dire, ne préjugez rien, n'affirmez rien; commencez par prouver; avancez de démonstrations en démonstrations, faites pénétrer peu à peu vos convictions dans l'esprit du lecteur, et puis après vous serez en droit d'établir votre jugement dans le sens démontré. Eh! pourquoi affecterais-je d'abord un doute qui n'est pas dans mon esprit? Pourquoi irais-je me présenter comme indécis quand je suis fortement déterminé? En serais-je plus impartial pour avoir déguisé mes premières pensées? plus péremptoire pour avoir affecté une fausse indifférence? Sans doute il semble plus sage, ou du moins plus prudent, de se placer d'abord dans les conditions du lecteur, de paraître marcher avec lui, d'établir progressivement les élémens de sa croyance, et d'arriver en même temps à une conviction adroitement préparée : c'est là la voie logique et sévère en apparence; je sais tout cela; mais cette allure ne me convient pas. Entre le vrai et le faux, entre le bon et le mauvais, l'honnête et le déloyal, entre la science enfin et le charlatanisme, je ne puis trouver un *juste milieu ;* et quand je le trouverais, je ne saurais m'y tenir. J'ai lu et vu les œuvres des magnétiseurs, et je me déclare en état d'hostilité contre eux; j'ai lu et médité le rapport de la commission, et j'ai été révolté de voir la réputation de tant de graves personnages compromise par d'indignes jongleries.

Il faut le dire cependant, le rapport de la commission, tout faible et insignifiant qu'il est, et malgré tout ce que j'aurai à y reprendre dans mon examen, ce rapport aura son côté utile pour la science, et c'est ce côté qu'il importe d'indiquer ici.

Quel médecin, je le demande, pour peu que ses études aient été graves et sévères, aurait voulu donner une heure de son temps à l'examen des hauts faits magnétiques vantés par les adeptes? Quel homme de bon sens aurait consenti à ouvrir leurs annales ou à suivre leurs cours? Personne assurément; car là où manque l'authenticité, le labeur est en pure perte. Or ici nous aurons des faits authentiques; il y aura une base de raisonnement : pour la première fois (1), nous aurons entre les mains

(1) Je n'enveloppe pas assurément dans cette proscription des faits antérieurs ceux que le célèbre et infortuné Bailly avait consignés dans

des faits réels et positifs sous le rapport de ce qui aura été *vu* par les commissaires ; nous pourrons en conséquence examiner les fondemens de leur croyance. Mais, tout en admettant que les faits ont eu lieu tels qu'ils les ont *vus*, nous ne souffrirons pas que les inductions qu'ils en ont tirées échappent à notre raisonnement ; car si le récit est une question de bonne foi, l'induction est une question de sagacité.

La thèse que nous nous sommes imposée ne sera pas difficile à soutenir, et nous pouvons dire dès ce moment en quoi elle consiste. De nombreuses expériences ont été faites sous les yeux des commissaires : ce qu'ils disent avoir *vu*, ils l'ont vu ; mais il y a une énorme différence entre les faits qu'ils ont vus et les conclusions qu'ils ont tirées ; ils ont cru à l'absurde, au merveilleux, au miraculeux, et cependant nous prouverons que les faits *vus* s'expliquent *tous* rationnellement, c'est-à-dire tantôt au moyen de phénomènes physiologiques très-ordinaires, tantôt au moyen de phénomènes pathologiques bien connus, et tantôt au moyen de supercheries que rien n'a rendues impossibles dans ces expériences. De sorte qu'après l'examen historique et raisonné de chacune des expériences contenues dans le travail de la commission, une alternative formelle et inévitable s'offrira chaque fois à l'esprit du lecteur : ou il donnera sa croyance à une explication rationnellement et matériellement possible, ou il ajoutera foi à l'intervention reconnue inu-

---

son beau rapport ; mais comme à cette époque il n'était pas question du somnambulisme et de ses *merveilleux* effets, je n'ai pas cru devoir en tenir compte ici.

tile d'un agent tout puissant, et tout merveilleux, c'est-à-dire de l'agent magnétique.

L'œuvre de la commission sera encore utile sous un autre rapport. Ce travail servira, comme je l'ai annoncé, à l'histoire de la philosophie médicale au dix-neuvième siècle; nos neveux y trouveront des enseignemens curieux; ils verront que de notre temps l'erreur avait encore un mérite reconnu et apprécié; ils se diront qu'on ne courait pas bien ardemment après la vérité; ils apprendront que, loin de descendre des sommités scientifiques aux dernières classes de la société, la croyance aux miracles magnétiques s'était réfugiée dans le sein de nos académies; et à cette occasion peut-être se rappelleront-ils cette pensée de Cabanis, qu'il est des erreurs dont les hommes d'esprit sont seuls susceptibles.

Chapitre Ier.

Historique de la nomination des commissaires — Première expérience, ses résultats.

Avant d'entrer dans l'examen des expériences faites par la commission, je vais donner une idée de ce que M. Husson, rapporteur, nomme l'*exposé historique* des motifs qui ont déterminé la section de médecine à charger une commission *d'étudier* (ce sont ses termes) le magnétisme animal.

Un jeune médecin, M. Foissac, dont la commission, dit le rapporteur, a eu occasion de juger le zèle et l'esprit observateur, *crut* devoir fixer l'attention de la section de médecine sur les phénomènes du magnétisme animal ; il lui dit, poursuit M. Husson (pag. 1), que lors du travail fait, en 1784, par la Société royale de médecine, il s'était trouvé parmi les commissaires un homme *consciencieux* qui avait publié un rapport contradictoire à celui de ses collègues (premier motif, suivant M. Husson, pour charger une commission *d'étudier* le magnétisme animal). M. Foissac ajouta que depuis cette époque le magnétisme n'avait pas cessé d'être exploité (deuxième motif sans doute) ; et enfin M. Foissac proposa de soumettre à la section une somnambule *propre à éclaircir* la question du somnambulisme magnétique, question non encore résolue, au dire de quelques *bons esprits* de France et d'Allemagne (troisième motif).

Voilà ce que M. Husson appelle l'exposé historique des motifs qui ont déterminé la section. Apprécions ces motifs. 1° Un magnétiseur plus habile ou plus déterminé que les autres, fatigué de son obscurité, va droit à l'Académie royale de médecine ; il rappelle à cette compagnie savante ce qu'elle sait fort bien, c'est-à-dire que le magnétisme a été jugé, en 1784, immoral dans sa pratique, infidèle dans ses promesses, fallacieux dans son but, etc., par deux corps respectables, et que ce jugement a été porté par tous les commissaires, sauf un homme qu'il appelle *consciencieux* comme de raison. 2° Appuyé sur ces antécédens, M. Foissac propose à la section une somnambule qui doit éclaircir la grande question. Y avait-il là de quoi déterminer la section à choisir dans son sein une douzaine d'hommes graves, âgés, instruits, etc., pour les envoyer à l'école des magnétiseurs ? Ne devait-elle pas répondre tout simplement à M. Foissac qu'elle connaissait le rapport de 1784, voire même le rapport contraditoire de l'homme consciencieux, puis nommer une commission, non pour étudier, mais pour examiner les phénomènes réels ou simulés de sa somnambule? Je ne sais si l'Académie a entendu suivre cette marche digne et simple; ce que je sais, c'est que la commission par son impéritie n'a que trop compromis et le corps académique et le corps médical tout entier.

Toutes ces circonstances remontent à plus de six ans. Dans sa séance du 28 février 1826, l'Académie nomma une commission composée de MM. Bourdois de La Mothe, Double, Itard, Guéneau de Mussy, Guersent, Fouquier, Laennec, Leroux, Magendie, Marc et Thillaye. Quelque temps après, M. Laennec ayant été forcé de quitter Paris, pour raison de santé, M. Husson fut nommé pour le remplacer, et devint rapporteur de la commission.

Le premier soin de la commission, dit ce rapporteur, fut d'examiner la somnambule présentée par M. Foissac. Suivant moi, ce devait être son premier et son unique soin. Quoi qu'il en soit, voici la commission à l'œuvre: elle va soumettre à sa vérification les phénomènes si importans attribués à la somnambule; en d'autres termes elle va vérifier la réalité du seul motif spécieux qui ait déterminé sa formation.

Diverses expériences furent faites sur cette somnambule (poursuit le rapporteur, pag. 2) dans le local de l'Académie. Bien: c'était ainsi qu'il fallait procéder. L'Académie a un local; elle devait y appeler le thaumaturge et son adepte; jusque là tout se passe avec dignité. Voyons le résultat de ces expériences: « Mais, nous devons l'*avouer*, dit ingénument le rapporteur, notre » *inexpérience*, notre *impatience*, notre *défiance*, trop » vivement manifestées peut-être, ne nous permirent » d'observer aucun phénomène de somnambulisme!! »

Nous connaissons les membres de la commission : personne ne voudrait *a priori* révoquer en doute leur capacité ; et cependant ne semble-t-il pas résulter de ce peu de mots, que cette commission est tombée, dès le premier pas, dans le piége tendu par les magnétiseurs ; en un mot, qu'amenée tout d'abord à jouer le rôle de dupe, elle n'a pas même conservé les honneurs de la défense ?

Hé quoi ! un médecin, qui se qualifie du titre de magnétiseur, annonce imperturbablement à l'Académie qu'il a en sa possession une somnambule propre, dit-il, à éclaircir une question que plusieurs bons esprits de France et d'Allemagne regardent comme loin d'être résolue (page 1). L'Académie prend en considération ses paroles ; elle nomme une commission pour examiner cette somnambule ; on expérimente ; les phénomènes sont tellement insignifians, qu'on ne les rapporte pas : la commission est en quelque sorte le jouet d'une intrigue ; et, loin d'ouvrir les yeux, le rapporteur vient nous dire que cette somnambule, *fatiguée sans doute de l'exigence de la commission, cessa d'être mise à sa disposition!* (page 2.) Ainsi, au lieu de rompre avec M. Foissac et avec sa somnambule, la commission se laisse prendre tout d'abord aux jongleries les plus communes. M. Foissac dit aux commissaires que le magnétisme animal exige une étude préalable, longue et soutenue, et ils répondent que l'Académie les a chargés de l'*étudier!* M. Foissac leur dit que sa somnambule ne répond plus aux manœuvres, parce qu'ils ont de l'*inexpérience* ; les commissaires le confessent, et M. Husson *avoue*, dans son rapport, que si cette femme n'est plus tombée dans le somnambulisme, c'est sans doute à cause *de leur inexpérience!* M. Foissac ajoute qu'ils sont *impatiens*; les commissaires le confessent encore, et le rapporteur avoue qu'en effet ils se sont montrés *peut-être* trop vivement *impatiens!* peut-être, car il paraît qu'il suffit d'être impatient pour faire tout manquer. Enfin M. Foissac leur reproche d'avoir été *défians*; on le confesse encore dans le rapport! Or, je le demande, quand on est parvenu à vous faire accroire que pour être, non acteur, mais tout simplement témoin des phénomèmes du somnambulisme magnétique, il faut préalablement être expert, être patient, et surtout être crédule, être convaincu de leur réalité, et cela avant de les avoir vus, quand, dis-je, on est parvenu à vous faire accroire tout cela, n'a t-on pas déjà fait de vous de véritables dupes?

Oh! si l'on me disait que, pour ressentir soi-même certains effets extraordinaires, il faut se mettre, par ses dispositions mentales, dans telle situation plutôt que dans telle autre, je pourrais, sinon y croire sur-le-champ, au moins trouver que la chose mérite examen. Mais venir nous dire, en pleine académie, que la somnambule très-curieuse, présentée par M. Foissac, s'est trouvée fatiguée de l'exigence de la commission, qu'elle a perdu toutes ses facultés somnambuliques, parce qu'on a trop vivement manifesté de l'inexpérience, de l'impatience et de la défiance! en vérité, n'est-ce pas trop compter sur l'indulgence de ses auditeurs?

Je ne sais si c'est à l'aide de procédés magnétiques que M. Foissac est parvenu à ses fins; mais toujours est-il qu'il a dû s'insinuer bien avant dans l'esprit de ces bons commissaires, puisque, trompés ainsi dans leur attente, désappointés sur les merveilleux effets de la somnambule qui devait éclairer les savans français et allemands, ils n'en prirent que plus fortement goût à la chose, et, en disciples fervens et soumis, ils résolurent de se montrer à l'avenir moins exigeans, moins impatiens, moins neufs, et surtout moins défians.

Chapitre II.

La commission est réduite à ses propres ressources. — Courage qu'elle déploie. — Elle se roidit contre les obstacles. — Elle fait un appel à tous les médecins.

Vous croyez peut-être cependant que les commissaires sommèrent M. Foissac de tenir sa parole, de leur faire voir d'autres somnambules, puisque celle-ci était fatiguée, usée? Point. Ils poussèrent la complaisance et la docilité jusqu'à se charger eux-mêmes de lui fournir des sujets, et, pour cela, ils songèrent tout *naturellement* aux hôpitaux : « Nous dûmes chercher » dans les hôpitaux, dit le rapporteur (page 3), les » moyens de poursuivre nos expériences. »

M. Pariset, ajoute M. Husson, s'y prêtait déjà avec *empressement* pour la Salpêtrière ; M. Guersent *promettait son zèle* dans l'hospice des Enfans, M. Fouquier dans la Charité et M. Guéneau de Mussy (1) dans l'Hôtel-Dieu.

---

(1) M. Guéneau de Mussy aurait pu se rappeler, dans cette circonstance, une certaine dame Gossel, somnambule de profession, qui donnait des consultations publiques, mais non gratuites, dans la rue Saint-Germain-l'Auxerrois, et qui avait fait bon nombre de dupes dans toutes les classes de la société, lorsqu'enfin elle fut prise en flagrant délit, convaincue d'imposture et couverte de confusion par l'un des rédacteurs-propriétaires actuels de la *Revue médicale*, en

Mais, ô contre-temps fâcheux! ô cruel désappointement! De puissans obstacles, s'écrie douloureusement le rapporteur, ne tardèrent pas à arrêter nos travaux! Entendez-vous ce mot *travaux?*

Le conseil général des hospices, peu soucieux sans doute de l'enthousiasme magnétique des commissaires, jugea à propos de ne pas leur soumettre ses malades: les fortes têtes de ce conseil eurent la singulière et inexplicable fantaisie de ne pas laisser manipuler femmes et filles, suivant le bon plaisir de tant de curieux observateurs qui pouvaient prendre goût au magnétisme. Aussi l'honorable rapporteur dit-il à cette occasion, et fort judicieusement: « Les causes qui ont pu faire » naître ces obstacles nous sont inconnues. » (Page 3.)

C'est alors que la commission, *réduite à ses propres ressources*, fit un appel à tous les médecins connus pour faire ou pour avoir fait du magnétisme animal l'objet de leurs recherches: les rôles furent donc singulièrement changés, comme on le voit. D'abord, c'est un magnétiseur qui vient interpeller l'Académie, qui lui jette sa somnambule comme une sorte de défi: l'Académie accepte; mais la sibylle, fatiguée, haletante, ne répond plus. Maintenant, c'est la commission qui *prie* MM. les magnétiseurs de vouloir bien la rendre témoin de leurs expériences, de vouloir bien lui

---

présence de plusieurs autres médecins et de M. Guéneau de Mussy lui-même qui avait suivi avec eux toutes les expériences dans cinq ou six séances. Cette scène fit d'autant plus d'impression sur lui qu'il avait cru à la réalité du somnambulisme et de la clairvoyance de la dame Gossel. S'il ne l'a pas oubliée, il a dû en parler à ses collègues de la commission: il ne pouvait leur citer un fait plus remarquable ni plus authentique.

permettre d'en suivre avec eux la marche, et d'en constater les résultats (page 4).

C'est ainsi que le corps académique, entraîné par sa commission, s'est donné, pour ainsi dire, en spectacle avec la tourbe des magnétiseurs et des somnambules, non en combattant, en luttant avec eux pour le triomphe de la vérité, mais en se mettant à leur suite. J'ai dit à quelle époque et de quelle manière la commission aurait dû rompre avec ces sortes de gens; elle ne l'a pas fait. Pendant près de six ans, elle s'est laissé jouer, elle s'est laissé tromper de la manière la plus grossière, le tout pour faire un rapport tel quel. Hé bien! puisque, de gaîté de cœur, elle a voulu en courir les chances, je vais examiner cette longue série d'expériences, ou plutôt de mystifications.

CHAPITRE III.

Les commissaires reconnaissent la nécessité de certaines conditions pour produire des effets magnétiques. — Ce que c'est que des passes. — Leur analogie avec les rayons du soleil et avec le calorique. — Manière de les pratiquer.

M. le rapporteur, avant d'entamer le récit des expériences faites par la commission, commence par nous assurer (page 7), avec le plus grand sérieux, qu'il en est du magnétisme animal comme de beaucoup d'autres opérations de la nature, c'est-à-dire qu'il « demande la réunion de certaines conditions pour » manifester ses effets : c'est une vérité *incontestable*, » dit-il, et qui, s'il était besoin de preuves pour la con-

» stater, se trouverait confirmée par ce qui arrive dans » divers phénomènes physiques. Ainsi, sans la chaleur, » vous n'obtiendrez jamais la combinaison du plomb et » de l'étain, qui est la soudure commune des plombiers. » Sans la lumière du soleil, vous ne verrez jamais s'en- » flammer spontanément un mélange de parties égales » en volume de chlore et d'hydrogène, etc. (page 7.) »

Ainsi, il est *incontestable* que le magnétisme animal (magnétisme dont le rapport nous prouvera sans doute l'existence, c'est pour cela qu'il est fait), il est incontestable, dis-je, en supposant qu'il existe, qu'il exige la réunion de certaines conditions : c'est incontestable; cela ne demande pas confirmation. Et puis après tout, s'il était besoin d'une preuve sans réplique, la voici : la combinaison du plomb et de l'étain, *qui est la soudure commune des plombiers*, ne peut avoir lieu sans la chaleur; le mélange de parties égales en volume de chlore et d'hydrogène ne peut s'enflammer sans la lumière du soleil : *donc* le magnétisme animal demande la réunion de certaines conditions, de certains mélanges organiques, ce qui résulte de l'action *des passes :* c'est une vérité incontestable. N'y a-t-il point là de quoi satisfaire les esprits les plus sévères? C'est le premier raisonnement de la commission. Le rapporteur nous prévient ensuite que la commission s'est fait un devoir de se soumettre à toutes les conditions exigées. Toutefois, dit-il, nous avons fini par nous *affranchir* de l'obligation imposée par les magnétiseurs, c'est-à-dire, d'avoir une foi robuste et de n'être mus que par l'amour du bien.

Si je ne savais déjà ce qu'il faut penser de ce prétendu affranchissement, je m'en étonnerais, et je trouverais ce projet en grande contradiction avec ce que le même rapporteur nous a dit à la page 2, savoir : que la somnambule de M. Foissac avait cessé d'être somnambule uniquement parce que les commissaires s'étaient montrés défians, impatiens, etc. Je trouverais le rapporteur, dis-je, fort peu conséquent avec lui-même, lorsqu'il vient nous dire ici *qu'ils ont cherché à être curieux et méfians* (pag. 8). Mais les lecteurs sauront bientôt aussi à quoi s'en tenir à cet égard ; ils verront que les commissaires, loin de s'affranchir du joug imposé par les magnétiseurs, se sont laissé d'autant plus dominer par eux qu'ils semblaient redoubler de défiance.

Ce n'est pas tout : les commissaires, dit M. Husson, ont toujours été *silencieux*, et ils ont eu soin de *se faire* une physionomie qui n'inspirât ni gêne aux magnétiseurs, ni doute aux magnétisés. Ce préambule achevé, le rapporteur entre en matière et prononce les mots sacramentels : *Voici ce que nous avons vu.* Or la première chose vue n'est pas un effet magnétique, c'est une condition magnétique, c'est cette action analogue aux rayons du soleil et au calorique ; en un mot, ce sont *les passes*. Voici en quoi elles consistent et la manière de les pratiquer :

« Le magnétiseur, assis sur un siége un peu plus élevé, » en face et à un pied de distance de la personne qu'il » veut magnétiser, paraît se recueillir quelques instans, » pendant lesquels il prend ses pouces entre les deux » doigts, de manière à ce que l'intérieur de ses pouces » touche l'intérieur des siens. Il fixe les yeux sur elle, et » reste dans cette position jusqu'à ce qu'il se soit établi une » chaleur égale entre ses pouces et les siens ; alors il re- » tire ses mains, en les tournant en dehors, les pose sur » les épaules, où il les laisse environ une minute, et les

» ramène lentement par une sorte de friction très-légère
» le long des bras jusqu'à l'extrémité des doigts ; il re-
» commence cinq ou six fois ce mouvement, que les ma-
» gnétiseurs appellent *passes ;* puis il place ses mains au
» dessous de la tête, les y tient un moment, les descend
» en passant devant le visage à la distance d'un ou deux
» pouces, jusqu'à l'épigastre, où il s'arrête encore en ap-
» puyant ses doigts sur cette partie ; et il descend lente-
» ment le long du corps jusqu'aux pieds. Ces passes se ré-
» pètent la plus grande partie de la séance ; et, lorsqu'il
» veut la terminer, il les prolonge au delà de l'extré-
» mité des mains et des pieds, en secouant ses doigts à
» chaque fois. Enfin il fait devant le visage et la poi-
» trine des passes transversales à la distance de trois à
» quatre pouces en présentant les deux mains rappro-
» chées et en les écartant brusquement. D'autres fois, il
» rapproche les doigts de chaque main, et les présente
» à trois ou quatre pouces de distance de la tête ou de
» l'estomac, en les laissant dans cette position pendant
» une ou deux minutes ; puis, les éloignant et les rap-
» prochant alternativement de ces parties, avec plus ou
» moins de promptitude, il simule le mouvement *tout*
» *naturel* qu'on exécute lorsqu'on veut se débarrasser
» d'un liquide qui aurait humecté l'extrémité des doigts. »

Voilà ce que les commissaires ont d'abord vu : hé bien, pour prouver, avant d'aller plus loin, que dans leurs déductions ils ont été constamment au delà de ce qui avait été vu, je dirai que même, pour ce qui est des passes, ils les ont immédiatement acceptées comme des causes réelles d'une action extraordinaire dont ils n'avaient encore aucune idée. Ainsi, au lieu de se borner à dire, dans leur conclusion, que les mouvemens que nous venons de décrire sont appelés *passes* par les magnétiseurs, ils ont sur-le-champ et sans autre examen, conclu que ces manœuvres sont les moyens nécessaires pour se mettre en rapport, ou en d'autres termes, ajoute M. Husson, pour transmettre l'action du magnétiseur au magnétisé (première conclusion). Or c'est précisément là ce qui est à prouver : y a-t-il *rapport* établi au moyen de ces passes? y a-t-il action transmise? Moi, je prouverai par vos propres expériences qu'il n'y a ni rapport établi, ni action transmise; et ici je parle du rapport et de l'action, comme l'entendent les magnétiseurs; vous, vous aurez à nous prouver dans la suite de votre rapport que l'assertion des magnétiseurs est fondée; mais, avant de nous avoir donné vos raisons, vous n'auriez pas dû vous hâter de poser en fait qu'il y a rapport établi et action transmise.

Chapitre IV.

Pourquoi les commissaires n'ont pas suivi un ordre chronologique dans le récit de leurs expériences, et pourquoi ils ont préféré aller de plus fort en plus fort.

La commission, dit le rapporteur (pag. 10), n'a pas suivi dans l'énumération des faits qu'elle a observés l'ordre des temps dans lequel elle les a recueillis; il lui a paru beaucoup plus convenable et surtout beaucoup plus *rationnel* de les présenter classés selon le dégré plus ou moins prononcé de l'action magnétique qu'elle a reconnu à *chacun* d'eux. Qui ne voit déjà que cette classification est tout arbitraire et entièrement fondée sur des suppositions ?

La commission ne se fait pas scrupule de déclarer, dans le premier énoncé, qu'elle a *reconnu* une action magnétique dans *chacun* des faits qu'elle a vus ; or elle-même conviendra plus tard que certains effets peuvent être simulés, qu'il n'y a pas jusqu'au somnambulisme qui ne puisse être simulé, et il en résulte qu'elle va classer des faits suivant que les magnétiseurs et les somnambules auront été plus ou moins hardis, plus ou moins adroits. Ce n'est pas tout : la commission, ai-je dit, ne se fait pas scrupule d'annoncer que partout, que dans chacun des faits, elle a reconnu une action magnétique, et elle va établir une première classe de faits dans lesquels les effets magnétiques auront été *nuls* ! Il n'y a donc pas dans cette classification de véritable esprit philosophique. Je crois que l'idée en a été suggérée aux commissaires par les magnétiseurs ; car on y trouve une assez bonne dose de charlatanisme : on va en juger.

La commission a établi les quatre classes suivantes :

1° Les effets magnétiques sont *nuls* chez les personnes bien portantes et chez quelques malades.

2° Ils sont *peu marqués* chez d'autres.

3° Ils sont *le produit* de l'ennui, de la monotonie et de l'imagination.

4° Enfin ils se développent indépendamment de ces dernières causes, etc.

J'aurais désiré quelques développemens à cette lumineuse classification. Les commissaires auraient dû nous dire, nous expliquer ce que c'est que des effets magnétiques *nuls*, et surtout ce que c'est que des *effets magnétiques* qui sont uniquement *le produit* de l'ennui et de la monotonie ; on conviendra que les commissaires nous devaient quelques lumières sur ce point : nous aurions été bien curieux d'apprendre comment il se fait que des effets sont magnétiques quand ils sont nuls, ou quand ils sont produits par l'ennui et par la monotonie.

Quoi qu'il en soit de ces questions qu'il ne nous est pas permis de pénétrer pour le moment, qui ne voit encore que l'énonciation de ces quatre divisions constitue autant de conclusions, et qu'au lieu de nous donner des têtes de chapitres, la commission nous donne ici des assertions qui préjugent presque toutes les questions, bien qu'en masse et confusément ? Mais enfin peu importe : nous aussi nous avons préjugé ; tout ce que nous devons exiger de la commission, c'est de nous donner aussi ses preuves.

Je disais tout à l'heure que, si la classification des commissaires n'est pas philosophique, elle n'est pas cependant dénuée d'adresse : une fois la narration ainsi établie, nous allons marcher du *nul* à l'insignifiant, de l'insignifiant au peu marqué, *du peu marqué* au bien marqué, du bien marqué à l'extraordinaire, de l'extraordinaire au merveilleux, à l'inouï, au miraculeux, que sais-je ! car nous sommes destinés à passer partout. Jugez donc de l'intérêt toujours croissant du récit ; combien la curiosité ne sera-t-elle point piquée ? La commission n'a donc pas été aussi mal inspirée qu'on pouvait le croire ; ses récits seront d'abord simples et modestes ; mais peu à peu vous la verrez s'élever à la hauteur de son sujet, et, quand vous vous croirez arrivé à ce qu'il y a de plus fort, le rapporteur vous dira : Ce n'est pas tout, voilà *qui est encore plus fort !*

Chapitre V.

Les commissaires constatent, à leur grand étonnement, que certaines personnes résistent à la puissance du magnétisme animal; ils citent plusieurs expériences à l'appui de cette assertion.

Il est certains points de la prétendue doctrine magnétique tellement incontestables aux yeux des commissaires, certaines assertions tellement prouvées pour eux, qu'ils n'ont pas balancé à les transformer en conclusions, sans même se donner la peine de nous renvoyer aux faits dont ils auraient dû être la conséquence; ils ont oublié, ces bons commissaires, que pour nous l'existence des phénomènes magnétiques n'est pas encore démontrée; ils n'ont pas songé qu'avant de rechercher, par exemple, si le magnétisme animal agit sur des personnes d'âge et de sexes différens, il eût été bon d'établir qu'il agit sur des personnes quelles qu'elles soient. Il en est de même pour le temps nécessaire, suivant eux, à la production des phénomènes magnétiques sous l'influence des passes; ils ont cherché à déterminer l'espace de temps indispensable, ils l'ont même évalué sans qu'il leur vînt à l'esprit que tout cela repose sur une croyance préalable, ferme et profonde, au magnétisme animal. Mais, en fait d'indices de la crédulité des commissaires, il en est un surtout fort curieux : c'est le soin qu'ils ont pris de prouver que le magnétisme animal est resté sans action sur quelques personnes. Je ferai grâce au lecteur, comme on s'y attend bien, des expériences minutieusement rapportées par M. Husson pour bien établir cette vérité : moi qui veux qu'on me prouve que le magnétisme existe, qu'il est quelque chose, qu'il peut se transmettre, produire des phénomènes insolites chez quelques individus, etc., je n'irai pas vérifier aux pages 10, 11 et 12 du rapport, si des faits bien avérés prouvent qu'il n'agit *pas* sur telles ou telles personnes; pour moi, comme pour tous les médecins, cela est prouvé; c'est le contre-pied de cette question qui est en litige, et que vous devez nous prouver : adressez-vous aux magnétiseurs quand vous voulez citer des faits propres à démontrer que le magnétisme n'agit pas, ne se manifeste pas; mais si vous voulez vous adresser à nous, donnez-nous autre chose que des faits négatifs. N'allez pas croire cependant que je ne vous sache aucun gré des faits consignés dans ce sens; il y aurait de ma part un peu d'ingratitude, puisqu'il résulte de ces faits que, chez les personnes saines de corps et d'esprit et nullement disposées à se faire compères des magnétiseurs, le grand art vient échouer, le magnétisme ne produit que des *effets nuls*, comme disent les commissaires : plaisante production! Je ne puis m'empêcher d'ajouter encore quelques mots sur la conviction qui a dû présider à la déduction de cette conclusion faite par la commission, savoir, que le magnétisme n'agit pas sur certaines personnes malades, et sur le soin que le rapporteur a pris de nous renvoyer aux expériences pour nous empêcher d'en douter. Ne semble-t-il pas, en vérité, qu'il s'agisse ici de faits tellement insolites, tellement exceptionnels, tellement en dehors de ce qui doit se passer, qu'il soit nécessaire de recourir bien vite aux passages indiqués pour s'assurer s'il est bien vrai que des malades n'aient pas offert des phénomènes magnétiques? Eh quoi! être malade et ne pas tomber en somnanbulisme sous la main de M. Foissac, sous la main de M. Dupotet! mais c'est chose bien extraordinaire! comment donc étaient-ils constitués ces malades? ils étaient donc singulièrement privilégiés! Aussi M. le rapporteur s'est-il empressé de consigner cette exception, et de nous assurer fort imperturbablement que *tous* les malades ne subissent pas l'influence du magnétisme animal, et de nous renvoyer aux faits pour convaincre les incrédules. Et ce sont des médecins qui se sont laissé infatuer du magnétisme à tel point que, non seulement ils prétendent y avoir regardé à deux fois avant de nous dire que certains individus échappent à la puissance du magnétisme, mais qui ont encore cru devoir appuyer cette assertion sur des faits authentiques et consignés dans leur rapport!

Chapitre VI.

Les commissaires démontrent qu'on peut éprouver des effets peu marqués, insignifians et fugaces pendant qu'on est soumis aux passes. — Expériences à ce sujet. — Les commissaires font la découverte des premiers élemens de l'action magnétique.

Seriez-vous assez esprits forts pour douter que, pendant qu'un homme est placé devant un autre qui agite ses mains avec plus ou moins de grâce, pour douter, dis-je, que cet homme puisse éprouver des effets *insignifians* et *fugaces*, des effets tout-à-fait indépendans des gestes de l'homme agissant? Oui, me direz-vous peut-être : eh bien, je rends grâce au rapporteur; il m'a donné les moyens de dissiper vos doutes et de vous ramener aux bonnes doctrines. Voici le fait : (page 13.)

« M. Magmin, docteur en médecine, âgé de cinquante-
» quatre ans, demeurant rue Saint-Denis, marchant
» très-difficilement, par suite d'une chute faite, il y a
» plusieurs années, sur le genou gauche, et très-proba-
» blement aussi par suite du développement d'un ané-
» vrysme du cœur auquel il a succombé au mois de sep-
» tembre dernier, a été magnétisé par le rapporteur les
» 18, 19, 20, 21, 22 et 23 août 1826; le nombre des
» pulsations a été moindre à la fin des cinq séances qu'au
» commencement : ainsi il baissa de 96 à 90, de 96 à
» 86, de 77 à 71, de 82 à 79, de 80 à 76, et dans la
» sixième, le nombre a été le même au commencement
» qu'à la fin, c'est-à-dire 83. Les inspirations ont été
» égales, à une seule exception où elles ont été à 40 au
» commencement et à 26 à la fin. M. Magmin a cons-
» tamment éprouvé une sensation de fraîcheur dans
» toutes les parties sur lesquelles les doigts du magnéti-
» seur ont été dirigés, et maintenus long-temps dans la
» même direction.

» M. Roux, qui se plaignait d'une affection chronique
» de l'estomac, a été magnétisé six fois par M. Foissac, les
» 27, 29 septembre, 1, 3, 5 et 7 octobre 1827. Il éprouva,
» comme M. Magmin, une diminution sensible dans le
» nombre des inspirations et des battemens du pouls. Puis
» un peu de chaleur à l'estomac et une grande fraîcheur
» au visage. » (Même page.)

Voilà des faits : or les faits ne se plient pas au gré des théories ; en face des faits, il faut se taire. Eh bien, que disent ces faits? ne prouvent-ils pas de la manière la plus péremptoire, qu'un homme assis, silencieux, calme et ennuyé de voir des mains passer continuellement à quelques pouces de son nez, peut offrir de la diminution dans le nombre des inspirations et des battemens du pouls? Ne prouvent-ils pas qu'il peut éprouver de la chaleur dans la région de l'estomac, surtout lorsqu'il a mal à l'estomac? Ne prouvent-ils pas enfin qu'un homme, dans cette position, peut sentir de la fraîcheur au visage, surtout s'il y a quelque porte ou quelque fenêtre ouverte?

Ces faits sont déjà assez importans, mais ils n'auraient pas suffi pour conduire les commissaires à la découverte qu'ils avaient à faire dans les parties les plus excentriques du magnétisme animal, c'est-à-dire à la découverte des *premiers élémens* de son action. En voici d'autres :

« Thérèse Tierlin a été magnétisée les 22, 23, 24,
» 29 et 30 juillet 1826; elle était entrée à l'Hôtel-Dieu,
» se plaignant de douleurs dans le ventre et dans la région
» lombaire; pendant les cinq séances magnétiques, nous
» avons vu les inspirations s'élever de 17 à 18, de 18 à
» 19, de 20 à 25, et s'abaisser de 27 à 24, et les pulsa-
» tions s'élever de 118 à 125, de 100 à 120, de 100 à 113,
» de 95 à 98, de 117 à 120. Nous avons remarqué que
» cette femme semblait avoir peur des doigts et des mains
» du magnétiseur, qu'elle les fuyait en retirant sa tête
» en arrière, qu'elle les suivait pour ne pas les perdre
» de vue, comme si elle eût eu à en redouter un mal
» quelconque. Elle a été visiblement tourmentée pendant
» les cinq séances. Nous avons remarqué chez elle de
» fréquens et longs soupirs, quelquefois entrecoupés, le
» clignotement et l'abaissement des paupières, le frotte-
» ment des yeux, la déglutition assez fréquente de la sa-
» live, mouvement qui, chez d'autres magnétisés, a con-

» stamment précédé le sommeil, et enfin la disparition » de la douleur de la région lombaire. » (Page 15.)

C'est dans cette observation, et dans une autre tout-à-fait analogue, que la commission a fait sa *première découverte :* c'est ici que ses efforts ont commencé à devenir fructueux! Soyons donc attentifs, et voyons de quelle manière la commission va nous signaler les *premiers élémens* de l'action magnétique. Il ne faut pas se faire illusion, toutefois; il ne s'agit encore que d'*élémens*, et d'élémens premiers, ils seront donc faibles; mais M. Husson nous dit (page 15) que nous les verrons se prononcer davantage à mesure que nous avancerons dans les autres divisions du rappórt.

Tous les effets observés dans le cours de cette expérience ne sont pas non plus exclusivement attribués par le rapporteur à l'agent magnétique; le magnétisme seul, dit-il, ne rend pas compte de tous ces phénomènes, mais il en est un assez bon nombre qui reconnaissent cet agent pour cause unique de leur production : force nous sera donc de trouver que le magnétisme, ou du moins que les manœuvres magnétiques, entendons-nous, ont été pour quelque chose dans l'apparition des phénomènes offerts par Thérèse : comment en effet Thérèse aurait-elle eu *peur* des doigts du magnétiseur, si on ne l'eût magnétisée? Comment aurait-elle pu *suivre* les doigts de M. Foissac, les fuir, en jetant sa tête en arrière, comme si elle eût cru en avoir quelque chose à craindre, d'être éborgnée, par exemple? Comment enfin admettre toutes ces anomalies de la part de Thérèse, sans être forcé de reconnaître l'intervention des gestes du magnétiseur? Force nous est donc, je le répète, de nous rendre à l'évidence et d'avouer que les manœuvres ont été *pour quelque chose* dans la production des susdits effets. Ajoutons que les commissaires ont vu Thérèse fort tourmentée, *visiblement* tourmentée, pour me servir de leurs expressions, pendant les cinq séances; or, comme ils ont vu en même temps le magnétiseur s'agiter devant elle d'une manière assez étrange pour cette pauvre malade, il est naturel de conclure que le *clignotement* des paupières, que leur *abaissement* répété étaient encore sous la dépendance de la crainte des doigts de M. Foissac. Ainsi nous voilà d'accord; mais il y a eu d'autres effets que ni les commissaires ni moi n'attribuons exclusivement aux doigts de M. Foissac; ces effets ont été quelque peu fugaces; mais M. le rapporteur a eu tort de les appeler insignifians, puisque c'est en eux qu'il a découvert les premiers élémens de l'action magnétique. On a donc eu à observer et à consigner au procès-verbal, que Thérèse poussait de fréquens et de longs soupirs, que ces soupirs étaient quelquefois entrecoupés. Outre les soupirs, on a observé la *déglutition* assez fréquente de la salive; or, ces soupirs entrecoupés, ce clignotement des paupières et cette déglutition de la salive, à quoi les attribuer? Il y a tant de choses dans les soupirs d'une femme, qu'il n'est pas étonnant que les commissaires y aient trouvé les premiers élémens de l'action magnétique. Et la déglutition de la salive, qu'en dirons-nous? Une jeune fille avale coup sur coup sa salive dans tant de circonstances! Au dire des commissaires (page 14), c'est un *acte* qui précède constamment le sommeil magnétique, d'où ils ont conclu que c'est encore un des premiers élémens de l'action de cet agent mystérieux: mais figurez-vous une douzaine de commissaires fort attentifs, une couple de magnétiseurs, et je ne sais combien de spectateurs, tous les yeux fixés sur la patiente; n'est-il pas singulier de voir cette pauvre fille, assez embarrassée de sa personne, devenue, comme elle l'est, le point de mire de tant de gens, de ce public, n'est-il pas singulier, dis-je, de la voir se mettre à avaler sa salive? et n'a-t-on pas dû consigner cela au procès-verbal ?

Je me résume, et sérieusement, si je le puis; cette observation, et celle que je me suis dispensé de rapporter, à cause de sa similitude parfaite, ne sont qu'un tissu de niaiseries et de désappointemens; et pour l'honneur académique, je ne me serais pas tant apesanti sur elles, si les commissaires, revêtant de grands mots des faits insignifians, ne s'étaient exprimés comme ils l'ont fait (page 15), c'est-à-dire, s'ils n'avaient déclaré positivement que leur intention était *de fixer l'attention de l'Académie sur la série des phénomènes physiologiques qui se sont développés dans ces deux circonstances.*

Ainsi la commission croit avoir été aussi loin que possible, en n'attribuant pas à la vertu magnétique la guérison des douleurs lombaires; elle croit avoir montré beaucoup de sévérité en rejetant cette supposition; mais pour les soupirs longs et entrecoupés, pour les clignotemens des paupières et la salive avalée coup sur coup, elle appelle cela une série de phénomènes physiologiques sur lesquels il convient de fixer l'attention d'une compagnie savante tout entière! Elle présente ces phénomènes comme les premiers élémens de l'action magnétique, et elle ose dire qu'on verra bientôt ces élémens se prononcer davantage! Que répondre à cela, si ce n'est que nous sommes bien curieux de voir les soupirs se prononcer davantage, de voir la déglutition se prononcer davantage, et enfin de voir toute la série se prononcer davantage?

Chapitre VII.

Sagacité des commissaires. — Ils ne s'en laissent pas imposer par les effets qui résultent de l'ennui et de la monotonie des passes. — Puissance de l'imagination. — Comme quoi elle aurait trompé les commissaires, s'ils eussent observé avec peu d'attention, ou avec de la préoccupation d'esprit.

Une chose assez importante à remarquer, avant d'aller plus loin, c'est que, dans la première partie du rapport, dans celle que nous examinons en ce moment, les commissaires paraissent se tenir en garde contre les magnétiseurs; ils semblent n'accorder encore qu'une part assez minime à l'agent magnétique dans la production de tous les effets qu'ils observent : tactique assez adroite, et qui tendrait à entraîner peu à peu les lecteurs *bénévoles* dans toutes les déceptions qu'ils ont fini par admettre comme des réalités. Il y a plus; nous venons de voir qu'une série de phénomènes physiologiques avait été regardée par eux comme offrant les premiers vestiges du magnétisme, comme l'aurore de la splendeur somnambulique, et conséquemment comme determinée en partie par l'action magnétique; eh bien, ici nous allons voir nos commissaires revenir en quelque sorte sur leurs pas, rétrograder, comme éclairés par un retour subit de raison, et comme effrayés de leurs progrès dans le champ des absurdités magnétiques. En effet, les phénomènes qu'ils vont nous exposer ne seront plus les avant-coureurs du magnétisme, les prodrômes de ses merveilles; ils ne seront plus produits, même en très-minime partie, par l'action magnétique; ils seront uniquement et exclusivement produits par l'*ennui* et par la *monotonie* des passes, ou par l'*imagination* (page 15.)

Les commissaires déclarent avant tout : que la puissance de l'imagination a été telle, dans les cas que nous allons rapporter, que certains individus, croyant être magnétisés, éprouvaient *les mêmes effets* que s'ils l'eussent été réellement. (Page 15.) Cette déclaration équivaut positivement à cette autre, que les effets attribués à la puissance magnétique peuvent être produits par la puissance de l'imagination, et cependant nous verrons bientôt les commissaires auteurs de cette assertion ne plus tenir aucun compte, ni de l'ennui, ni de la monotonie, ni de l'imagination, et croire à l'intervention d'un agent extraordinaire; nous les verrons enfin attribuer à la puissance de cet agent, 1° des phénomènes physiologiques dont eux-mêmes auront reconnu la production rationnellement explicable; 2° des phénomènes thérapeutiques dont ils auraient pu laisser tout l'honneur à la nature; 3° des miracles dont ils auraient pu laisser toute la gloire à la dextérité des magnétiseurs.

Première observation. « Mademoiselle Lemaître, âgée » de vingt-cinq ans, était affectée depuis trois ans d'une » amaurose, quand elle entra à l'Hôtel-Dieu. Elle a été » magnétisée les 7, 13, 14, 15, 16, 17, 18, 19, 20, 21 et » 22 juillet 1826 : bientôt clignotement et abaissement » des paupières, frottement des yeux, inclinaison brusque » de la tête et déglutition de la salive, commencement de » somnolence à la fin de la troisième séance jusqu'à la on- » zième. A dater de la quatrième, mouvemens convulsifs » des muscles du cou et de la face, des mains et de l'é- » paule; accélération du pouls. Après avoir été magné-

» tisée dix fois, M. Dupotet, son magnétiseur, s'assit,
» d'après l'invitation du rapporteur, à la onzième séance,
» le 20 juillet, derrière elle, sans faire aucun geste,
» sans avoir aucune intention de la magnétiser, et elle
» éprouve une somnolence plus marquée que les jours
» précédens. Du reste rien du côté de la vue. » (p. 16.)

Seconde observation. « Louise Ganot, demeurant rue
» du Battoir, n° 19, entrée à l'Hôtel-Dieu le 18 juillet
» 1826, salle Saint-Roch, n° 17, pour y être traitée
» d'une leucorrhée, a été magnétisée par M. Dupotet
» les 21, 22, 23, 24, 25, 26, 27 et 28 juillet 1826.
» Elle était, a-t-elle dit, sujette à des attaques de nerfs,
» et en effet des mouvemens convulsifs, de la nature de
» ceux qui caractérisent l'hystérie, se sont constamment
» développés chez elles pendant *toutes* les séances ma-
» gnétiques : cris plaintifs, raideur et torsion des mem-
» bres supérieurs, direction de la main vers l'épigastre,
» renversement de tout le corps en arrière, de manière
» à former un arc dont la concavité était dans le dos;
» quelques minutes de sommeil terminaient ces scènes.
» A la sixième séance, M. Dupotet, qui jusqu'alors l'a-
» vait magnétisée, se plaça en face d'elle et à deux pieds
» de distance, sans avoir de contact avec elle, sans exer-
» cer aucune manœuvre, mais ayant la vive intention de
» produire sur elle quelques phénomènes magnétiques :
» aussitôt agitation, mouvemens convulsifs, soupirs
» longs et entrecoupés, raideur des bras, etc., etc. Le
» lendemain 27, on place M. Dupotet derrière elle; le
» magnétiseur dirige l'extrémité de ses doigts en face de
» la partie moyenne de son dos, le derrière du fauteuil
» étant interposé entre la magnétisée et le magnétiseur :
» aussitôt convulsions plus violentes que jamais, som-

» meil, etc. A son réveil elle déclare qu'il lui semblait » qu'elle était tourmentée par quelque chose *qui agissait* » *derrière elle*. Le 26 et le 27 juillet, développement de » phénomènes analogues, sans le secours des manœuvres, » par l'intention seule, par derrière et *à l'insu* de ladite » dame. Enfin on voulut expérimenter si les mêmes phéno- » mènes se reproduiraient en l'absence du magnétiseur. » *C'est ce qui est arrivé le* 28 *juillet*. La dame Ganot a été » mise dans toutes les circonstances semblables à celles » des autres épreuves; même heures de la journée, » même local, même silence, même fauteuil, mêmes » assistans, mêmes préparatifs; il ne manquait que le » magnétiseur qui était resté chez lui, et cependant dé- » veloppement des mêmes mouvemens convulsifs que » les jours précédens. » (Pag. 17-18.)

Troisième observation. « Un homme âgé de vingt- » sept ans, sujet depuis quinze ans à des attaques d'é- » pilepsie, a été magnétisé quinze fois à l'Hôtel-Dieu, » depuis le 27 juin jusqu'au 17 juillet par le rapporteur » de la commission. Il ne se déclara qu'un sommeil très- » léger à partir de la quatrième séance, sommeil qu'on » interrompait facilement, soit par du bruit, soit par » des questions; à la quinzième séance, on le plaça, » comme on avait fait pour la dame Ganot, et le même » sommeil se manifesta, bien qu'il n'ait point été ma- » gnétisé. » (Pag. 18-19.)

Voilà, sans contredit, trois expériences parfaitement conduites: les commissaires ont développé une haute ca pacité dans l'examen des phénomènes. Nous allons voir si, dans l'appréciation des résultats, ils ont montré une égale sagacité; car ce n'est pas seulement pour avoir des faits tels quels que l'Académie avait nommé des commissaires ; elle leur avait encore demandé implicitement une interprétation, une explication positive de ces mêmes faits. Or, ici comme en toute circonstance, il y avait deux manières d'interpréter les faits, ou mieux les effets *vus*, l'une que j'ai déjà nommé *rationnelle*, et l'autre *absurde*. Eh bien ! par l'influence d'une longue et profonde déception, non-seulement les commissaires ont presque toujours choisi de préférence l'interprétation absurde, c'est-à-dire magnétique ; mais il y a plus, et cela s'applique au cas présent, lorsqu'ils ont rejeté l'intervention magnétique, ils n'ont pas encore su tomber sur l'interprétation rationnelle ; ils ont trouvé une interprétation absurde, bien que d'un autre genre. Je vais immédiatement en fournir la preuve.

Prenons la dernière de ces observations, nous arriverons ensuite aux autres. Un homme épileptique est magnétisé quinze fois à l'Hôtel-Dieu. Comme de coutume les séances duraient environ une heure, et les commissaires nous ont prévenu que pendant tout ce temps ils observaient le plus grand silence. Le sommeil de cet homme était un sommeil fort vulgaire ; lorsqu'on cherchait à en tirer un profit magnétique, c'est-à-dire à soutirer des réponses extraordinaires, prophétiques, etc., notre homme se réveillait tout bonnement ; privé d'ailleurs d'éducation, il n'aurait guère trouvé dans son cerveau de quoi s'occuper pendant quinze séances de repos et de silence. Qu'arrive-t-il donc ? notre homme à la quatrième séance, familiarisé avec les gestes magnétiques qui avaient pu d'abord lui paraître étranges, finit fort naturellement par s'endormir, sauf le respect dû aux assistans ; il finit par faire ce que tous les hommes de peine, ce que tous les ouvriers finissent par faire lorsqu'ils trouvent un instant de repos; c'était donc une sorte de petite *sieste* que ce brave homme se donnait tous les jours. Mais comme la situation n'était pas très-commode, en face d'un aussi grave magnétiseur que M. Husson, et que le dormeur ne jouissait pas de toutes ses aises, il en résultait que son sommeil, quoique de fort bon aloi, était fort léger; le moindre bruit, dit le rapporteur, les questions, tout le réveillait. Cette petite habitude, très-douce du reste, une fois bien prise, on conçoit que M. Husson a beau faire ses gestes à droite ou à gauche, par devant ou par derrière, le sommeil n'en a pas eu moins lieu, et c'est précisément ce qui est arrivé à la treizième séance. M. Husson s'était placé malicieusement derrière notre homme, et notre homme n'a pas pour cela interrompu l'habitude contractée depuis la quatrième séance.

On voit déjà par ce récit simple et dénué de toute prétention scientifique, comment s'explique ce fait, et en vérité il n'est pas besoin d'explication; elle se présente à l'esprit d'elle-même, naturelle et rationnelle; comment donc les commissaires ont-ils fait pour en trouver une autre? ils vont nous le dire: « Nous avons dû *nécessai-» rement* conclure, dit M. Husson (p. 19), de cette » expérience, que cet épileptique a éprouvé les mêmes » effets lorsqu'il était magnétisé et lorsqu'il croyait l'être, » que par conséquent l'imagination a suffi pour pro- » duire chez lui des phénomènes qu'avec *peu d'attention* » ou qu'avec de la *préoccupation d'esprit* on aurait pu » attribuer au magnétisme. »

N'avais-je pas eu raison de dire que les commissaires avaient la main tellement malheureuse que, même dans les cas reconnus par eux non-magnétiques, ils s'attacheraient encore à l'absurde? et ils nous citent ce fait comme une preuve de leur attention, de la non-préoccupation de leur esprit! Voyez-vous, semblent-ils dire, il n'y avait pas moyen d'en imposer à des hommes comme nous; d'autres auraient pris cela pour du magnétisme; mais nous nous en sommes bien gardés; l'un de nous fait certains gestes devant un homme, cet homme prend l'habitude de s'endormir dès la quatrième séance, *donc* il s'endort étant magnétisé; c'est ce que nous avons dû *nécessairement* conclure; l'habitude une fois bien prise, c'est-à-dire à la treizième séance, M. Husson ne fait plus de gestes, *donc* il s'endort n'étant pas magnétisé, *donc* l'imagination de cet homme a suffi pour produire chez lui ces phénomènes; phénomènes qu'avec peu d'attention, ajoute modestement M. Husson, ou qu'avec de la préoccupation d'esprit on aurait pu attribuer au magnétisme (p. 19).

Passons à la première expérience : Mademoiselle Lemaître, âgée de vingt-cinq ans, entre à l'Hôtel-Dieu pour une amaurose; elle est magnétisée onze fois; que fait-elle pendant ces séances? elle clignote, elle abaisse de temps en temps ses paupières, elle se frotte les yeux; pauvre fille! elle croyait peut-être que M. Dupotet allait lui rendre la vue! elle ignorait dans la simplicité de son esprit que, si M. Dupotet fait voir quelques personnes par l'estomac, par les doigts, par l'occiput, etc., il n'en faut pas moins que ces quelques personnes aient de bons yeux; ils ont des yeux *pour ne pas voir*, et c'est en cela que consiste le miracle, miracle que les commissaires nous diront peut-être plus tard avoir vu, et vu non par leur estomac, par leur occiput, mais par leurs propres yeux. Quoi qu'il en soit, revenons à la pauvre fille de l'Hôtel-Dieu qui n'en demandait pas tant à M. Dupotet;

elle clignotait donc, elle abaissait ses paupières, elle se frottait les yeux, et peut-être aussi avalait-elle sa salive, bien que le rapporteur ne l'ait pas consigné, elle soupirait; à la fin de la quatrième séance il y eût un petit commencement de sommeil qui alla en croissant jusqu'à la fin; son immobilité n'était pas complète; dans son impatience elle remuait la tête, les épaules et les mains : voilà tout ce qui se passait dans ces mémorables séances; mais ce qui doit le plus fixer votre attention, MM. les académiciens, s'écrie M. Husson, c'est ce qui advint à la neuvième séance. Ecoutez : M. Dupotet s'assit derrière elle, il ne fit aucun geste, il n'avait pas même l'intention de magnétiser cette pauvre fille, et voilà qu'elle abaisse de temps en temps ses paupières, qu'elle clignote, qu'elle soupire, qu'elle hoche la tête et qu'elle finit par éprouver un commencement de somnolence! Or, après des faits *aussi dignes d'attention*, les commissaires n'ont-ils pas dû encore *nécessairement* conclure que ces phénomènes, que d'autres, avec peu d'attention ou avec de la préoccupation d'esprit, auraient attribués au magnétisme, étaient produits par la puissance énergique de l'imagination de cette femme? Mais en voilà assez pour mademoiselle Lemaître; voyons mademoiselle Ganot.

Mademoiselle Ganot était une *hystérique* placée au n° 17 de la salle Saint-Roch : son magnétiseur était encore M. Dupotet. Les séances magnétiques eurent lieu dans le mois le plus chaud de l'année, en juillet 1826. Dans toutes les séances, et dès la première, sans progression aucune, apparition des symptômes bien connus de l'hystérie : cris plaintifs, extension des membres supérieurs, renversement de tout le corps en arrière, de manière à former un arc dont la concavité était dans le dos, puis à la fin des séances, état de repos, d'anéantissement semblable au sommeil. (p. 17.)

A la septième séance on placa M. Dupotet derrière elle; il fait de petits gestes; scène hystérique comme à l'ordinaire; de plus, la malade tourne la tête en arrière et dit sentir quelque chose qui agit derrière elle. Le lendemain, nouvelle séance: *même silence*, *même fauteuil*, *mêmes préparatifs*, *mêmes assistans*, à l'exception de M. Dupotet, qui était resté chez lui; aussitôt mêmes symptômes *avec un peu moins de violence peut-être.* (p. 18.)

Les faits ne sont pas autres que ceux-ci; les voici ramenés à leur plus simple expression: toujours, on le voit, je suis d'accord avec les commissaires pour ce qui est du *matériel* du récit; mais pour ce qui est des causes productrices, de la raison du développement des faits, de leur apparition, partout nous différons.

Tout dénotait chez cette femme, dit M. Husson, des attaques d'hystérie que l'*on* aurait pu croire occasionées par l'influence magnétique. (p. 17.) Non, M. Husson, on n'aurait pas pu croire cela, et par *on* j'entends les médecins praticiens. Je n'entrerai pas ici dans tous les détails que j'ai consignés, en 1830, dans un mémoire sur l'hystérie, mémoire couronné par la Société royale de médecine de Bordeaux, mais je dirai que lorsqu'une femme est affectée d'une hystérie bien prononcée, il suffit de la placer solennellement dans un fauteuil en quelque sorte mystique, de réunir autour d'elle une certaine quantité de spectateurs, des hommes principalement (et ici il n'y avait que des hommes), de les réunir, dis-je, autour d'elle le plus près possible, en leur recommandant de ne s'occuper que d'elle, de ne pas la quitter des yeux, d'en placer un pied à pied, genou à genou, pouce à pouce avec elle, pour développer presque immédiatement une attaque d'hystérie bien caractérisée. Et ici, toutes ces circonstances se trouvaient réunies; elles ont donc pu suffire sans l'intervention de toute autre cause extraordinaire pour amener des attaques. Que faut-il, en effet, je ne dis pas pour faire contracter subitement une maladie hystérique, mais pour provoquer une attaque soudaine de cette affection? Il faut une vive stimulation organique, et rien autre chose. M. Dupotet se place à deux pieds de distance de ce sujet hystérique; il n'a pas de contact avec mademoiselle Ganot, dit le rapporteur (p. 17), mais il a la *vive* intention de produire sur elle quelques phénomènes magnétiques. Ces deux personnages se regardent mutuellement et fixément, et aussitôt la fille hystérique pousse des soupirs longs et entrecoupés, ses bras se raidissent, elle tombe en arrière, etc. Vous voyez qu'elle ne s'est pas amusée à avaler sa salive, à clignoter, à abaisser ses paupières, mais qu'en vraie femme hystérique, placée sur un bon fauteuil, fixée opiniâtrément par un homme, elle n'a pas tardé à raidir ses bras, à les rapprocher fortement de son sein, comme dans les étreintes d'un fougueux embrassement.

Le 27 juillet, dit le rapporteur (p. 17), nous plaçons M. Dupotet derrière elle, de sorte que le derrière du fauteuil est interposé entre la magnétisée et le magnétiseur. Le magnétiseur fait peu de gestes, et bientôt mouvemens hystériques très-violens. Mademoiselle Ganot tourne la tête en arrière, et elle déclare à son réveil qu'il lui semblait que quelque chose agissait derrière elle. Qu'y a-t-il donc d'extraordinaire dans cette scène? Un homme est placé derrière une femme hystérique, et elle avoue avoir senti quelque chose qui agissait derrière elle! Mais on croirait, si on ne connaissait les commissaires, qu'ils n'ont jamais assisté à une bonne attaque d'hystérie! Quel médecin ignore que ces sortes de malades, tout en se pelotonnant, tout en se roulant dans leurs lits et les yeux fermés, ont un instinct admirable pour distinguer non seulement le contact, mais encore l'approche d'un homme? qu'elles saisissent en passant avidement les mains des hommes, qu'elles se tournent vers eux, qu'en même temps elles poussent de longs et profonds soupirs, quelquefois des cris sauvages, et qu'enfin la scène finit par un sommeil de lassitude? Tout cela est connu, tout cela dépend d'une excitation d'organes qui ne trouve que trop de causes de paroxysmes dans les manœuvres des magnétiseurs.

Enfin, le 28 juillet, mademoiselle Ganot est mise dans toutes les circonstances *semblables*, ainsi qu'il est dit dans le rapport (p. 18) à celles des autres épreuves: même heure de la journée, même local, même silence, même préparatif, mêmes assistans, etc., etc., excepté M. Dupotet, qu'on avait fait rester chez lui; or les mêmes symptômes, à *un peu moins* de violence près, se sont encore développés.

Il résulte de tout ce que nous venons de dire que les commissaires, tout médecins, tout *guérisseurs* qu'ils étaient par état, déterminaient comme à plaisir et tous les jours des attaques d'hystérie chez la demoiselle Ganot; cela est positif, puisque tous les jours ils s'établissaient autour d'elle, ou plutôt ils se constituaient causes d'excitation hystérique pour cette demoiselle: le silence qu'ils observaient, le lieu de retraite dans lequel ils manœuvraient, le grand fauteuil dans lequel ils la faisaient asseoir, tous ces préparatifs, toutes les circonstances étaient en effet autant de causes d'attaques hystériques.

Nous dirons donc, pour nous servir des termes de M. Husson, que nous sommes *nécessairement* forcés de conclure que si le 28 juillet la scène a été *moins violente* et *moins prompte*, c'est que M. Dupotet, cause intégrante d'excitation, avait été mis aux arrêts chez lui.

Ici se termine l'examen de ces trois observations. Nous avons vu qu'il n'est pas nécessaire, pour expliquer les phénomènes insignifians des deux premières et les convulsions de la dernière, de recourir à rien d'extraordinaire ; tout s'explique naturellement.

Les commissaires ont donc bien fait de rejeter toute influence magnétique dans les résultats de ces trois expériences ; mais ils ont mal fait de remplacer la puissance magnétique par la puissance de l'imagination, et je leur sais d'autant moins de gré d'avoir rejeté ici le magnétisme, qu'ils semblent aussitôt demander pardon à MM. les magnétiseurs de la liberté grande qu'ils ont prise. Ainsi, loin d'appuyer sur les résultats tout-à-fait négatifs en fait de magnétisme animal, ils *s'empressent* de déclarer que si le magnétisme a été trouvé cette fois, non pas *impuissant*, *nul* et *infidèle*, mais *inutile*, et en quelque sorte de *luxe*, dans *bien d'autres* circonstances ils rendront hommage à sa puissance. Pour prouver ce que j'avance, je vais transcrire ici ce que dit le rapporteur, après avoir fait remarquer que dans ces trois cas c'est à l'imagination et non au magnétisme qu'il faut attribuer toute la série des phénomènes :

« Nous nous empressons de déclarer, dit M. Husson
» (comme pour ne pas fâcher les magnétiseurs), qu'il est
» plusieurs autres cas aussi *rigoureusement* observés,

» dans lesquels il nous eût été difficile de ne pas admettre » le magnétisme animal comme cause de ces phénomè- » nes; nous les plaçons dans notre quatrième classe. » (Pag. 19.)

Nous verrons bien !

Chapitre VIII.

Observations tout-à-fait dignes de remarque : un enfant, un sourd-muet et l'un des commissaires sont déclarés *sensibles à l'action du magnétisme animal. — Découverte* du passage *de l'état de veille à celui de sommeil magnétique.*

« Un enfant, âgé de 28 mois, atteint comme son père, » dont il sera parlé plus tard, d'attaques d'épilepsie, fut » magnétisé, chez M. Bourdois de Lamothe, par M. Fois- » sac, le 6 octobre 1827. Presque immédiatement après » le commencement des *passes*, l'enfant se frotta les » yeux, fléchit la tête de côté, l'appuya sur un des cous- » sins du canapé sur lequel on l'avait assis, bâilla, s'a- » gita, se gratta la tête et les oreilles, parut combattre » le sommeil qui semblait vouloir l'envahir, et bientôt » se releva, permettez-nous l'expression, en grognant; » le besoin d'uriner le prit, et après qu'il l'eut satisfait, » il fut encore magnétisé; mais comme il ne paraissait » pas *cette fois* voisin du sommeil, on cessa l'expé- » rience. » (Rapp. 19.)

Je ne puis m'empêcher de répéter encore ici la pensée de Cabanis, qu'il est des erreurs dont les hommes d'esprit sont seuls susceptibles : et, en effet, pour tout homme pourvu d'une dose fort ordinaire de bon sens, qu'y aurait-il eu de remarquable dans cette histoire? qui aurait pu s'imaginer d'en tirer des conséquences merveilleuses si ce n'est une commission savante?

Un misérable ouvrier conduit son enfant, âgé de vingt-huit mois, chez un riche médecin; il le place sur un canapé, et aussitôt un magnétiseur se met en quatre pour produire quelque effet sur ce bambin : le canapé est moelleux, il est garni de bons coussins; l'enfant, qui ne s'y trouve pas mal, fléchit la tête de côté et l'appuye, sans plus de façon, sur un des coussins; puis il bâille, il se gratte la tête et les oreilles, il grogne, il pisse, et puis il reste très-éveillé; voilà tout! C'est bien peu de chose allez-vous me dire, et on ne peut rien en conclure si ce n'est que cet enfant était assez mal élevé; M. Bourdois en aura été quitte pour faire brosser son canapé et essuyer son parquet : vous n'y êtes pas, avec de l'esprit et de la bonne volonté on vient à bout de bien des choses; vous allez voir :

« Cette observation, dit M. le rapporteur (pag. 21), » a paru à votre commission *tout-à-fait digne de re-* » *marque!* L'individu qui en fait le sujet est un enfant » âgé de vingt-huit mois; il ignore ce qu'on lui a fait, » il n'est pas même en état de le savoir, et cependant *il* » *est sensible* à l'action du magnétisme, et bien certai- » nement on ne peut attribuer chez lui cette sensibilité à » l'imagination. »

Certainement cet enfant ignorait ce que signifiait l'agitation de M. Foissac; certainement il n'était pas même en état de le savoir; mais où voyez-vous qu'il ait été *sensible* à l'action du magnétisme? Le sommeil, dites-vous, a semblé *vouloir l'envahir;* est-ce donc chose nouvelle et inexplicable qu'un enfant de vingt-huit mois, bien placé sur un canapé, éprouve l'envie de dormir?

Mais il a bâillé, il s'est gratté la tête et les oreilles, il a grogné! A cela je répondrai que je ne reconnais pas même ici vos *premiers élémens* de l'action magnétique; car il n'y a eu ni clignotement des paupières, ni déglutition de la salive, etc., phénomènes auxquels on attache tant d'importance.

« Il fut encore magnétisé, ajoute M. Husson; mais » comme il ne paraissait pas *cette fois* voisin du sommeil, » on cessa l'expérience. » La réflexion du rapporteur est d'une rare naïveté; on n'a pas continué l'expérience, parce que le petit s'est avisé de ne pas avoir *ce jour-là* envie de dormir! de sorte qu'on ne l'a pas magnétisé pour ne pas compromettre gratuitement le magnétisme, et cela n'empêche pas que cet enfant ne soit sensible au magnétisme!

Quoi qu'il en soit de cette observation *si digne de remarque*, elle n'est pas isolée.

« Nous rapprocherons de ce fait, poursuit le rappor- » teur (19), celui d'un sourd-muet âgé de dix-huit ans, » sujet depuis long-temps à des accès d'épilepsie très-fré- » quens, sur lequel M. Itard voulut essayer l'action du » magnétisme : ce jeune homme a été magnétisé quinze » fois par M. Foissac; les phénomènes appréciables que » ce jeune homme éprouva pendant les expériences, fu- » rent la pesanteur des paupières, un engourdissement » général, le besoin de dormir, et quelquefois même » des vertiges. »

Cette observation a encore paru à la commission tout-à-fait digne de remarque; le sujet est un sourd-muet, est-il dit dans le rapport; il ignore ce qu'on lui a fait, il n'a jamais eu la moindre idée de ce qui concerne le magnétisme, et cependant; comme le petit bon homme, il a été sensible à son action.

Sans doute, ce sourd-muet aussi a été *manifestement* sensible à l'action du magnétisme. Comment, en effet, un homme, placé dans un repos parfait et dans un profond silence pendant quinze séances pourrait-il éprouver le besoin de dormir et conséquemment de la pesanteur dans les paupières et de l'engourdissement général si ce n'est par l'intervention énergique du magnétisme animal? Comment un homme qui voit chaque jour des mains passer devant ses yeux et pendant des heures entières, pourrait-il éprouver *quelquefois* des éblouissemens, des vertiges, si ce n'est par cette même intervention?

Ce n'est pas tout, nous arrivons à une troisième observation recueillie par les commissaires et dans laquelle l'action magnétique a encore été *plus prononcée* (p. 20).

Cette fois ce n'est pas un sujet de peu d'importance qui s'est soumis à l'action du magnétisme, ce n'est rien moins qu'un des membres de la commission, c'est M. Itard! « M. Itard donc, magnétisé par M. Dupotet » le 27 octobre 1827, a éprouvé de l'appesantissement » sans sommeil, un agacement prononcé des nerfs de la » face, des mouvemens convulsifs dans les ailes du nez, » dans les muscles de la face et des mâchoires, un afflux » dans la bouche d'une salive d'un goût métallique, sen- » sation analogue à celle qu'il avait éprouvée par le galva- » nisme : les deux premières séances ont *provoqué* une » céphalalgie qui a duré plusieurs heures, et en même » temps des douleurs habituelles ont beaucoup diminué. » Un an après, M. Itard, qui avait des douleurs dans la » tête, fut magnétisé dix-huit fois par M. Foissac. Le » magnétisme a provoqué presque constamment un af-

» flux de salive, et deux fois avec une saveur métallique ; » on observait peu de mouvemens et de contractions mus- » culaires, si ce n'est quelques soubresauts dans les ten- » dons des muscles des avant-bras et des jambes : M. Itard » nous a dit que sa céphalalgie avait cessé chaque fois » après une séance de douze à quinze minutes, qu'elle » n'existait plus à la neuvième, lorsqu'elle fut *rappelée* » par une interruption de trois jours dans le *traitement* » *magnétique* et dissipée de nouveau par ce moyen. Il a » éprouvé pendant l'expérience la sensation d'un bien- » être général, une disposition à un sommeil agréable, » de la somnolence accompagnée de rêvasseries vagues et » agréables : sa maladie subit, comme précédemment, » une amélioration notable, qui ne fut pas de *longue* » durée après la cessation du magnétisme. » (p. 20-21.)

Dans les deux premiers cas, les commissaires nous ont montré deux innocens, l'un par le fait de son âge, l'autre par l'imperfection de ses organes et conséquemment par l'arrêt de son intelligence, éprouvant pendant l'acte de la magnétisation des effets fort insignifians, pompeusement appelés phénomènes physiologiques ; les commissaires nous les ont montrés pour nous prouver que ces phénomènes n'ont pas pu être produits par l'imagination chez ces deux êtres. Maintenant la commission vient de mettre en scène un de ses propres membres dans le même but, c'est-à-dire, toujours pour nous prouver que l'imagination n'a été pour rien dans tout ce qui s'est passé ; et voici comment le rapporteur raisonne. Dans le premier cas, c'est un enfant qui n'a pas encore d'imagination ; dans le second, c'est un malheureux qui, s'il a un petit brin d'imagination, n'a pas eu certainement l'idée de l'employer dans cette occasion ; dans le troisième, c'est un homme *maître* de son imagination, et cette dernière proposition il la développe ainsi (pag. 21).

« Ce n'est point sur des hommes de notre âge, dit-il, » et, comme nous, toujours en garde contre les erreurs » de notre esprit et de nos sens que l'imagination, telle » que nous l'envisageons ici, a de la *prise;* elle est, à cette » époque de la vie, dégagée de ces prestiges qui séduisent » si facilement la jeunesse; c'est à cet âge qu'elle se tient » en éveil et que la défiance plutôt que la confiance pré- » side aux diverses opérations de notre esprit. Ces cir- » constances se sont *heureusement* rencontrées chez notre » collègue, et l'Académie le connaît trop bien pour ne » pas admettre que ce qu'il dit avoir éprouvé il l'a réel- » lement éprouvé; sa *véracité* a été la même quand il a » déclaré n'avoir rien ressenti, et quand il *affirme* devant » vous avoir été sensible à l'action du magnétisme. » (Pag. 21-22.)

Vous avez ici entremêlé deux choses, M. le rapporteur, et deux choses qu'il convient surtout de distinguer : vous venez de nous dire, 1° que M. Itard n'est pas un menteur; 2° que son imagination n'a pas pu le tromper. Je me suis déjà expliqué sur le premier point : je vous ai dit que ce que les commissaires disent avoir *vu* ou *ressenti* eux-mêmes, je le crois, parce que j'ai confiance en leur honneur.

Vous dites ensuite, et ici vous êtes tenu de reconnaître que, si j'entre dans une question de personne, c'est vous qui m'y forcez, vous dites que M. Itard est maître de son imagination, parce que, sur un homme de son âge, l'imagination n'a pas de prise, etc., etc. Je répondrai qu'à bien considérer tout ce que M. Itard a éprouvé, vous avez fait, sans nécessité et en pure perte, de très-grands frais de raisonnement. Non-seulement j'admets que M. Itard est de la plus grande véracité, qu'il a bien éprouvé ce qu'il dit avoir éprouvé, mais j'admets encore tout ce qui concerne, suivant vous, son imagination; car il n'est nullement besoin, suivant moi, pour rendre raison de ce qu'il a ressenti, d'invoquer la puissance d'une imagination entourée des prestiges qui séduisent la jeunesse, etc.; il n'est besoin que de connaître la constitution physique de M. Itard.

Vous nous avez peint M. Itard comme un homme sans imagination, quoique cette opinion ne soit pas tout-à-fait admise par les intimes de ce médecin; je le veux bien, mais vous n'avez pas vu que sa constitution physique le plaçait dans des conditions toutes particulières; que cette constitution, bien appréciée, suffisait pour faire tomber toute l'étrangeté des susdits phénomènes : M. Itard est d'une physionomie très-mobile, très-variable, et très-expressive : si jamais masse musculaire fut faible et chétive, c'est assurément chez lui. Son habitude extérieure est comme amaigrie et desséchée; en un mot, c'est une de ces organisations travaillées par un besoin continuel de sensations. Or, qui ne sait que pour des hommes de cette trempe, il n'est pas même besoin que des agens extérieurs impressionnent les organes pour déterminer en eux des sensations insolites? Qui ne sait que le repos, le recueillement sont souvent pour eux une source plus féconde de sensations variées que l'action et le travail soutenu? Il leur suffit quelquefois de fermer les yeux et de se reployer en quelque sorte sur eux-mêmes, pour que leurs nerfs soient stimulés, pour que leurs muscles, d'ailleurs si grêles et si mobiles, soient mis en mouvement, pour que leurs tendons éprouvent des soubresauts.

Je le demande, maintenant : est-il étrange que M. Itard, constitué comme je l'ai dit, ait éprouvé des sensations variées? Est-il encore besoin de recourir aux inexplicables effets d'un être inexplicable, pour expliquer comment il s'est fait que M. Itard a senti remuer les ailes de son nez, qu'il a senti un afflux de salive d'un goût particulier, que tantôt les séances *provoquaient* de la céphalalgie, et tantôt la *dissipaient*? Mais, vont me dire les commissaires, M. Itard a éprouvé la sensation d'un bien-être général, une disposition à un sommeil agréable, de la somnolence, accompagnée de rêvasseries vagues et agréables! Et pourquoi ne voulez-vous pas, messieurs les commissaires, que sans le pouvoir du magnétisme, que, sans le secours des *passes* de M. Foissac, un homme dont la tête est assez bien meublée, un homme enfin plein de souvenirs, et qui n'est pas sans espérances, éprouve, en cette circonstance comme en tant d'autres, un de ces momens heureux dans lesquels l'âme passe agréablement d'un sujet à un autre, se berce dans un heureux avenir, ou revient sur des années de joie et de bonheur? Pourquoi ne voulez-vous pas admettre cela, vous qui admettez tant de choses incroyables?

M. Itard est un sujet éminemment nerveux; or, tout le monde sait que ces sujets sont d'un commerce tantôt détestable et tantôt délicieux dans les rapports ordinaires de la vie; que, s'ils ont des jours orageux, des jours où tout les attriste, les irrite et les éloigne du commerce de leurs semblables, ils éprouvent aussi, je ne dirai pas *plus souvent*, mais *plus vivement* que d'autres des momens pleins de charmes et de douceur, en un mot des rêvasseries vagues et agréables. Et ensuite vous êtes-vous informés de la situation d'esprit dans laquelle se trouvait alors

M. Itard? Croyez-vous que s'il eût été dans un de ses mauvais jours, que s'il eût été tourmenté par quelque fâcheux événement, en butte à quelque mauvaise fortune, inquiet sur son avenir, croyez-vous que les passes de M. Foissac lui auraient donné des rêvasseries vagues et agréables?

Quant aux prétendus effets thérapeutiques, il me suffira de faire remarquer que deux séances avaient provoqué chez M. Itard une céphalalgie; qu'après deux autres séances, cette céphalalgie avait diminué, et que, suivant M. Itard, *elle fut rappelée* par une interruption, puis *dissipée*: il me suffira, dis-je, de faire remarquer ces circonstances, non pour prouver que le magnétisme provoque ou dissipe des céphalalgies, car je pense que, par lui-même, il ne provoque rien et ne dissipe rien, *ex nihilo nihil*; mais pour faire sentir la nullité de ce prétendu résultat thérapeutique. La disparition d'un mal de tête après une séance, dite magnétique, ne signifie pas plus que son développement à la suite de la même circonstance : ce sont deux faits insignifians dont on ne peut tirer aucune induction thérapeutique.

Chapitre IX.

Les commissaires font la découverte de la première ébauche du somnambulisme magnétique.

Nous avons vu qu'après avoir insinué peu à peu leurs idées aux commissaires, les magnétiseurs leur ont démontré *rigoureusement* que les *premiers élémens* de l'action magnétique se trouvent dans les soupirs longs et prolongés, dans le clignotement des yeux, et dans l'action d'avaler sa salive ; c'était, comme je l'ai dit, les faire partir *ab ovo* : nous avons vu ensuite, et tout récemment, c'est-à-dire dans le chapitre précédent, *le passage* de l'état de veille à celui qu'on appelle sommeil magnétique : c'est ainsi, du moins, que s'exprime le rapporteur (page 22.). Ainsi l'enfant, le sourd-muet et le médecin n'étaient plus à l'état de veille, mais ils n'étaient pas encore à celui de sommeil magnétique ; l'un, en effet, se grattait les oreilles et pissait ; l'autre s'ennuyait et avait besoin de dormir ; l'autre, enfin, avait des rêvasseries vagues et agréables : les commissaires ont donc eu raison de conclure que tel est l'état intermédiaire, le *juste milieu* entre la veille et le sommeil magnétique.

Maintenant, ce n'est pas tout : vous allez voir comme la progression est bien suivie, comme elle est insensible, comme il n'y a point de transition brusque, comme tout est bien gradué ; de la *nullité* nous avons passé aux *premiers élémens* de l'action magnétique ; des premiers élémens à l'*état intermédiaire* entre la veille et le sommeil magnétique ; ici nous allons passer de cet état à la *première ébauche* du somnambulisme : tels sont les propres mots du rapporteur (page 25).

Ainsi, ne vous attendez pas encore à quelque chose de très-merveilleux ; vous n'aurez pour le moment qu'une *première ébauche*, une ébauche encore informe et grossière ; mais prenez patience, les modèles dans ce genre sont réservés pour la *péripétie*.

Puisque les documens recueillis par la commission et les raisonnemens auxquels les membres se sont livrés devront servir, suivant moi, à l'histoire philosophique de la médecine, il convient de considérer un instant sous quelle influence prestigieuse toutes ces investigations ont été faites. Ce qu'il y a d'abord de plus curieux, et ce qui prouve combien les commissaires ont été profondément dupes du charlatanisme des magnétiseurs, c'est cette protestation continuelle qu'ils nous font de leur propre sagacité, de leur défiance et de leur sévérité, sans s'inquiéter le moins du monde de se montrer réellement *sagaces*, défians et sévères : ainsi, ils avouent que rien ne pouvait être plus facilement exploité par le charlatanisme que ce prétendu état extraordinaire du magnétisme, qu'on nomme somnambulisme, et ils ne trouvent pas un seul caractère propre à constater sa réalité; ils avouent que rien n'était plus éloigné de tout ce que l'on connaissait jusqu'alors (page 23); ils reconnaissent, en conséquence, qu'ils ont *dû* être très-sévères sur le genre de preuves admises pour constater ce phénomène, qu'ils ont *dû* se tenir *continuellement* en garde contre l'*illusion* et la *fourberie* dont ils devaient craindre d'être les dupes, ajoutent-ils (page 23), et contens d'avouer et de reconnaître tout cela, ils se dispensent de l'exécuter. Mais suffit-il de reconnaître ce qu'on *doit* faire? Ils avaient à redouter deux sortes de choses, disent-ils, l'illusion et la fourberie : pour ce qui est de l'illusion, elle ne pouvait venir que de leurs sens, et le rapporteur nous a tranquillisé sur ce point, en nous annonçant l'âge des commissaires et tout ce qui arrive à cet âge : mais la fourberie! d'où pouvait-elle venir si ce n'est des magnétiseurs et de leurs compères? Elle ne pouvait surgir que de là. Eh bien, nous verrons comment ces bons commissaires, qui nous assurent ici qu'ils ont *dû* se tenir en garde et continuellement contre la fourberie, nous verrons, dis-je, comment ils se tiendront en garde quand la fourberie sera mise en jeu.

Revenons à la découverte *de la première ébauche* du somnambulisme.

La commission, par l'organe de son rapporteur (p. 23), réclame *toute l'attention* de l'Académie pour les deux observations suivantes :

« Mademoiselle Louise, âgée de seize ans, demeurant » rue Tirechape, n° 9, avait une suppression menstruelle, » accompagnée de douleur, de tension et de gonflement » dans le bas-ventre lorsqu'elle entra à l'Hôtel-Dieu, le » 3 juin 1826. Des sangsues appliquées à la vulve, et » un traitement approprié ne produisant aucun soulagement, elle fut magnétisée par M. Foissac, les 22, 23, » 24, 25, 26, 27 et 28 juin 1826; elle s'endormit dans » la première séance au bout de trois minutes. On lui parle, » elle ne répond pas, on jette près d'elle un paravent » de fer-blanc, elle reste dans une complète immobilité; » on brise avec force un flacon de verre; elle se réveille » *en sursaut*. A la deuxième séance elle répond par des » signes affirmatifs et négatifs aux questions qu'on lui » adresse; dans la troisième elle donne à entendre que » dans deux jours elle parlera et indiquera la nature et » le siége de son mal. On la pince très-fortement au » point de faire naître une ecchymose, elle ne donne aucun signe de sensibilité; on lui débouche sous le nez » un flacon plein d'ammoniaque; elle est insensible à » une *première* inspiration; à une deuxième elle porte la » main à son nez; à son réveil elle se plaint de la douleur que lui cause la partie pincée et ecchymosée, » de même que l'inspiration du flacon d'ammoniaque, et elle retire brusquement la tête. Les parens de » cette jeune fille résolurent de la faire sortir de l'Hôtel-Dieu, parce qu'ils avaient appris qu'on la magnétisait;

» elle y fut cependant magnétisée encore quatre fois; dans » toutes les épreuves elle ne parla jamais et répondit seu- » lement par des signes aux diverses question qu'on lui » adressait (p. 23-24). »

« Le 9 décembre 1826, M. Dupotet magnétisa devant » la commission le nommé Baptiste Chamet, qu'il avait » déjà magnétisé, il y avait deux ou trois ans. Au bout » de huit minutes, interpellé à diverses reprises, pour » savoir de lui s'il dort, il fait brusquement un signe de » tête affirmatif; plusieurs questions restent sans réponse : » comme il paraît souffrir on lui demande ce qui lui fait » mal, il indique avec la main la poitrine; on lui de » mande encore quelle est cette partie, alors il répond » *c'est le foie*, et il indique toujours la poitrine; M. Guer- » sent le pince très-fortement au poignet gauche, et il » ne témoigne aucune douleur; on lui ouvre les pau- » pières, qui cèdent très-difficilement à cette tentative, » et l'on voit le globe de l'œil tourné comme convulsi- » vement vers le haut de l'orbite et la pupille notable- » ment contractée (p. 24-25). »

Examinons en peu de mots ces deux observations : la commission, comme de coutume, y a trouvé une foule de choses qui assurément auraient échappé à des gens moins experts et moins exercés.

« Il est une faculté, dit le rapporteur (pag. 25), au » moyen de laquelle il se développe, suivant les magné- » tiseurs, un sens intérieur chez les magnétisés, une » espèce d'instinct capable de se manifester par des actes » extérieurs raisonnés; eh bien! la commission a vu une » ébauche de tout cela dans les deux observations pré- » cédentes. »

On ne conçoit guère d'abord ce que c'est qu'une faculté au moyen de laquelle un sens interne et un instinct particulier se développent ; on ne conçoit pas mieux comment un instinct peut produire des actes *raisonnés*; mais peu importe : ce qui est à remarquer ici c'est que la commission a *vu* dans ces deux expériences la première ébauche de cette faculté, ou plutôt du sens interne, de l'instinct; et en effet, ajoute le rapporteur (p. 25), « la commission a vu soit des réponses par » signes ou par phrases à des questions faites, soit des » promesses, à la vérité *toujours déçues*, d'événemens » qui *n'arrivent pas*, mais pourtant les *premières traces* » d'un commencement d'intelligence. »

Pour tout autre que pour un savant académicien, il n'y aurait eu ici qu'une seule chose remarquable, c'est l'espèce d'insensibilité manifestée par ces deux sujets, insensibilité encore poussée jusqu'à un certain point, qui résiste à la chute de tel corps et ne résiste pas au bruit de tel autre, qui résiste à une première inspiration d'ammoniaque (en supposant qu'il y ait eu d'abord aspiration et non expiration) et ne tient pas à une seconde, etc.; mais un savant ne procède pas ainsi; il demande à une jeune fille qui paraît dormir si elle parlera : *Annuit*, elle fait avec la tête un signe affirmatif; il lui demande si elle parlera dans un jour, ou dans deux, ou dans trois, etc.; et, comme le cheval savant, elle fait plusieurs signes négatifs, puis un signe affirmatif, et on consigne cela au procès-verbal.

Maintenant, M. Dupotet retrouve une vieille connaissance, un charretier de Charonne qu'il avait magnétisé deux ou trois ans auparavant; on lui demande s'il dort, il fait *brusquement* un signe affirmatif; on lui demande ce qui lui fait mal, il répond *c'est le foie*, et il indique sa poitrine : que pense de tout cela la commission savante? qu'elle conclusion rigoureuse en tire-t-elle? elle dit par l'organe de M. Husson, qu'elle a vu des réponses par signes ou par phrases à des questions faites, et elle dit la vérité; puis elle ajoute qu'elle a reconnu dans ces réponses les *premières traces* d'un commencement d'intelligence. Mais, serait tenté de s'écrier tout autre qu'un savant, est-ce que ces deux sujets étaient des idiots pour qu'on ait été émerveillé de reconnaître en eux les premières lueurs d'une intelligence? Point du tout, lui répondrait-on; il ne s'agit pas ici de l'intelligence que le commun des hommes a reçue en partage, de cette intelligence vulgaire dont la plupart des hommes se servent faute d'en connaître une autre : il s'agit d'un instinct, d'un sens nouveau et interne qui ne faisait que d'éclore sous les passes de MM. Foissac et Dupotet, et sous les yeux de la commission. Mais comment prouver que c'est un instinct nouveau qui a remué la tête de la jeune fille et qui a dicté au charretier cette réponse, *c'est le foie*, pendant qu'il désignait sa poitrine? Oh! demandez à la commission; car pour moi, je pense que si la jeune fille n'a pas tenu sa promesse c'est par l'effet d'un caprice fort naturel à son sexe, et que, si le charretier a pris ses poumons pour son foie, c'est que M. Dupotet avait oublié de lui enseigner l'anatomie.

Voilà comment la commission de l'Académie royale de médecine a fait sa *troisième découverte* dans le champ du magnétisme animal, c'est-à-dire comment elle a su démêler et apprécier la première ébauche du somnambulisme : *suum cuique*. Bailly, comme il est dit dans le rapport (p. 23), avait *entrevu* le somnambulisme; Puységur l'avait *découvert* en 1784; M. Foissac l'avait *ex-*

humé de nos jours; mais il était réservé à la commission de nous faire connaître la première ébauche de ce singulier état.

Que le monde savant s'en applaudisse, tout est dû ici à la science; le hasard n'est pas venu, comme dans la plupart des autres grandes découvertes, partager l'honneur de la trouvaille. Que mademoiselle Louise, en effet, que le charretier de Charonne soient tombés entre des mains vulgaires, il n'en serait rien résulté pour la science; il aurait fallu attendre de la marche du temps des circonstances semblables, circonstances peut-être qui ne se seraient plus rencontrées; mais fort heureusement pour l'humanité, Chamet a été retrouvé par M. Dupotet, mademoiselle Louise est tombée entre les mains de M. Foissac, et fort heureusement encore une commission académique, sévère et défiante, assistait aux expériences de ces messieurs. C'est ainsi qu'a été faite la découverte de la première ébauche du somnambulisme, en l'an de grâce 1826.

Chapitre X.

Comment des somnambules mal appris firent plusieurs sottises aux yeux des commissaires, et comment il se fit que les commissaires n'en crurent pas moins au somnambulisme.

Rien de plus étrange que le somnambulisme! rien de plus admirable que cet état *entrevu* par Bailly, *découvert* par Puységur, et *exhumé* par M. Foissac, comme il est dit dans le rapport. Ce sont précisément les hommes qui ont le plus d'esprit, le plus de jugement, qui sont les plus ineptes en fait de somnambulisme, qui sont les plus gauches et les moins aptes à ressentir ses merveilleux effets, sans doute parce que l'instruction mondaine les a dépravés, tandis que des hommes pris dans les derniers rangs de la société, des hommes *simples* dans toute la force du terme, des hommes enfin *sans éducation*, et avec lesquels *par conséquent* un magnétiseur ne peut pas s'entendre (p. 58), deviennent tout à coup des somnambules parfaits, et se montrent, dans cet état, adroits, intelligens, et au fait des plus hautes sciences, telles que l'anatomie, la physiologie, la thérapeutique, etc., etc. Nous verrons tout cela plus tard.

Le point essentiel à noter ici, et qui n'a pas échappé à la commission, c'est que *certains* somnambules peuvent faire les plus grandes sottises, peuvent être pris vingt fois la main dans le sac sans nuire au somnambulisme; qu'ils n'en sont pas moins réellement somnambules pour cela; qu'ils ne jouent pas la comédie de connivence avec les magnétiseurs; qu'ils se *trompent*, si l'on veut, mais toujours sauf l'honneur du magnétisme et des magnétiseurs. Nous allons examiner successivement ces cas fort curieux, et nous admirerons en même temps la justesse d'esprit des commissaires, qui a fait, qu'après tant de désappointemens et tant de déboires, ils n'en ont pas moins regardé les magnétiseurs comme des hommes fort extraordinaires, et les magnétisés comme des êtres fort précieux, quoique sujets à l'erreur.

« Mademoiselle Joséphine, âgée de dix-neuf ans, demeurant rue Saint-Nicolas, n° 37, était affectée depuis » trois mois d'une gastrite chronique lorsqu'elle entra à » l'Hôtel-Dieu, le 5 août 1826. Elle fut magnétisée par » M. Dupotet quinze jours de suite, depuis le 7 jusqu'au » 21 du même mois. Elle a commencé à s'endormir dans

» la seconde séance, et dans la quatrième à répondre aux » questions qu'on lui adressait. Dans son sommeil elle » dit qu'elle ne voit pas les assistans, mais qu'elle les » entend, et personne ne parle. Sur l'interpellation faite » à cet égard, elle répond qu'elle les entend quand on » fait du bruit, elle dit qu'elle ne guérira que quand on » l'aura purgée, elle désigne pour le purgatif trois onces » de manne et des pilules anglaises prises deux heures » après la manne. Le lendemain et le surlendemain on » ne donne pas de manne, on administre quatre pilules » de mie de pain en deux jours, et pendant chacun de » ces deux jours elle a deux garde-robes (on ne dit pas » le nombre de garde-robes avant et après); elle dit » qu'elle se réveillera tantôt après cinq ou dix minutes de » sommeil, et ne se réveille qu'après seize ou dix-sept » minutes; elle annonce que tel jour elle nous donnera » des détails sur la nature de son mal; ce jour arrive, » et elle ne nous dit rien. Enfin chaque fois elle a été » en défaut (pag. 25-26). »

Les commissaires, on le voit par leur rapport, ont tiré grand profit de cette observation semi-négative. Mademoiselle Joséphine leur a paru une demoiselle très-naïve, très-franche. Il est bien vrai qu'elle avait commis quelques petites erreurs, mais toujours est-il, pour les commissaires, qu'elle avait été somnambulisée par M. Dupotet : parce qu'elle s'était trompée sur plusieurs petites choses, les commissaires ne pouvaient pas en inférer qu'elle les avait joués par un sommeil apparent. La preuve du contraire était, pour eux, que son pouls avait été plus fréquent à la fin des séances qu'au commencement, et qu'après elle leur disait qu'elle n'avait aucun souvenir de tout ce qui s'était passé.

Passons à une autre beaucoup plus curieuse.

« M. de Geslin, demeurant rue de Grenelle-Saint-
» Honoré, n° 27, écrivit à la commission, le 8 juillet
» 1826, qu'il avait à sa disposition une somnambule,
» mademoiselle Couturier, âgée de trente ans, ouvrière
» en dentelle, demeurant dans la même maison que lui,
» qui, entre autres facultés, possédait celle de lire dans
» la pensée de son magnétiseur, et d'exécuter les ordres
» qu'il lui transmettait mentalement. La proposition est
» acceptée ; on se transporte chez M. Geslin, qui renou-
» velle à la commission les assurances qu'il avait données
» dans sa lettre sur les facultés *surprenantes* de sa som-
» nambule. Après l'avoir endormie par les procédés con-
» nus, M. Geslin invite les commissaires à lui faire
» connaître, à lui, ce qu'ils désiraient qu'il demandât
» mentalement à sa somnambule.

» M. Guéneau de Mussy écrit sur un morceau de pa-
» pier les mots suivans : *Allez vous asseoir sur un ta-*
» *bouret qui est en face du piano*. M. Geslin *se pénétrant* de
» cette volonté, dit à sa somnambule d'exécuter ce qu'il
» lui demande mentalement. Elle se lève de sa place, et
» se mettant devant la pendule : Il est, dit-elle, neuf
» heures vingt minutes. M. Geslin annonce que ce n'est
» pas cela qu'il lui a demandé ; alors elle va dans la
» chambre voisine. On lui fait savoir qu'elle se trompe ;
» elle reprend sa place. On veut qu'elle se gratte le front ;
» elle étend la main droite, et n'exécute pas le mouve-
» ment commandé. On désire qu'elle s'asseie au piano ;
» elle va à une croisée éloignée de six pieds du piano. Le
» magnétiseur se plaint qu'elle ne fasse pas ce qu'il lui im-
» pose par sa pensée. Elle se lève et change de chaise, etc.
» On lui présente le derrière d'une montre, elle dit qu'il

» est neuf heures trente-cinq minutes, et l'aiguille mar» que sept heures. Elle dit qu'il y a trois aiguilles, et il » n'y en a que deux. On substitue une montre à trois ai» guilles, elle dit qu'il n'y en a que deux. Elle se met en » rapport avec M. Guéneau de Mussy, et elle lui dit sur sa » santé des choses tout-à-fait erronées (pag. 27-28). »

Voilà de rudes coups portés au magnétisme, va-t-on dire : eh bien! non ; ce n'est pas du moins la pensée des commissaires ; c'est la faute de la somnambule et non du somnambulisme. Cela prouve seulement, dit le rapporteur, que ce bon M. de Geslin a eu trop de confiance dans le *savoir-faire*, dans la lucidité de sa voisine. La robuste foi des commissaires n'en fut donc pas ébranlée ; des esprits faibles auraient été effrayés, honteux peut-être d'assister à des scènes semblables ; ils se seraient réfugiés bien vite dans le sein de l'Académie, la rougeur sur le front, et bien déterminés à ne plus s'occuper du magnétisme ; mais nos commissaires tinrent bon ; ils plaignirent les pauvres somnambules trouvés en défaut, et la puissance des magnétiseurs resta pleine et entière à leurs yeux.

A une autre.

« M. Chapelain, docteur en médecine, cour Batave, » n° 3, informa la commission, le 14 mars 1828, qu'une » femme de vingt-quatre ans, sa voisine, avait annoncé, » étant endormie magnétiquement, que le lendemain 15, » à onze heures du soir, elle rendrait un tænia de la » longueur du bras. La commission avait un trop grand » désir de voir ce *résultat* pour négliger l'occasion. Ren» forcée de MM. Caille, Virey et Dance, elle se rendit » le lendemain à dix heures cinquante-cinq minutes au » domicile de cette femme. Elle fut à l'instant magnéti-

» sée par M. Chapelain. Elle annonce qu'elle voit dans » son intérieur quatre morceaux de vers, dont le pre» mier est enveloppé dans une peau; que pour les ren» dre il faudrait qu'elle prît de l'émétique et de la pou» dre aux vers. On lui objecte qu'elle avait dit qu'elle » rendrait le premier morceau à onze heures. Cette ob» jection paraît la contrarier; elle se lève brusquement. » M. Husson s'assure qu'elle ne cache rien sous ses ju» pons, et l'asseoit, ses jupons bien levés, sur une chaise » percée qu'il avait bien visitée auparavant. Au bout de » dix minutes elle dit éprouver du chatouillement à » l'anus; elle se lève encore brusquement, et on profite » de ce moment pour s'assurer que rien ne sort de l'anus. » A onze heures quarante-deux minutes elle est réveillée, » fait des efforts pour aller à la garde-de-robe, et ne » rend rien. M. Chapelain lui donne, à deux heures et » demie du matin, l'émétique, qui procure des vomisse» mens sans morceaux de vers. Le 16, à dix heures du » matin, elle rendit par l'*anus* des matières fécales mou» lées dans lesquelles il n'y avait aucune apparence de » vers (pag. 28-29). »

Si nous avons admiré le courage des commissaires lorsque, privés de toute ressource, réduits à leurs propres forces, ils trouvèrent moyen de continuer leurs expériences, combien ne devons-nous pas les admirer ici! A onze heures du soir ils traversent tout Paris, et se rendent cour Batave pour voir une femme de vingt-quatre ans rendre par l'anus un vers long comme le bras. Fidèles mandataires de l'Académie, aidés de MM. Caille, Virey et Dance, ils troussent subtilement la somnambule en travail, et ils acquièrent la triste certitude qu'il ne sort rien de l'anus. Le lendemain à dix heures survient une garde-robe; on visite la matière, mais on reconnaît, 1° qu'elle est louable et bien moulée; 2° qu'elle ne contient aucune apparence de vers.

Oh! maître François Rabelais, que n'ai-je ta verve drolatique et ta franche gaîté! que ne puis-je comme toi déverser à pleines mains le ridicule et l'ironie! qu'avec plaisir ici j'en couvrirais les graves acteurs de cette scène nocturne! Est-il bien vrai? me dira-t-on; quoi! au dix-neuvième siècle, douze ou quinze médecins, membres de l'Académie, se trouvaient rassemblés à onze heures du soir, et par mandat exprès de ce corps savant, autour d'une femme placée sur une chaise percée? Êtes-vous bien sûr qu'ils n'étaient pas là pour pratiquer quelque opération chirurgicale ou pour soulager quelque infirmité douloureuse? Non, répondrai-je, non, il s'agissait d'un vers long comme le bras qui devait sortir de l'anus de cette femme, aux yeux de la commission, et à onze heures précises. Tout se faisait avec ordre; besoin n'était des dragons de Voltaire, car il n'y avait là ni imbéciles ni fanatiques à écarter. Un instant on crut que le miracle allait s'opérer; elle s'était écriée qu'elle sentait un chatouillement à l'anus; on la trousse, nous dit le rapporteur; tous les yeux sont fixés sur elle; les membres de l'Académie et les médecins auxiliaires sont en suspens; ils attendent avec anxiété.... c'était une illusion; la voisine de M. Chapelain demanda de la poudre aux vers!

Que dire après un fait comme celui-ci? que raconter, que choisir parmi les récits facétieux et scientifiques de la commission? Tout est terne maintenant, et le désir que nous avons de ne rien omettre peut seul nous engager à ajouter encore quelques mots sur un autre phénomène *surprenant* avant de terminer ce chapitre.

Il n'est personne peut-être parmi les lecteurs qui n'ait eu occasion de voir quelques uns de ces *plaisans* de caractère ou de profession qui se chargent parfois d'amuser les oisifs au moyen de certains tours d'adresse qu'ils décorent du titre de *physique amusante*, de *magie blanche*. Parmi leurs *délassemens agréables* il en est un surtout qui ravit d'aise les enfans ; il consiste à faire danser rhythmiquement un pantin de carton sans le toucher et en tenant les mains à une certaine distance. Les bras et les jambes du pantin suivent exactement le mouvement des doigts ou de la baguette du plaisant, et cependant on ne voit aucun fil, aucun moyen de communication entre eux.

Eh bien ! c'est là précisément ce que les magnétiseurs ont voulu faire voir à MM. les commissaires de l'Académie de Médecine. Leurs pantins, il est vrai, n'étaient pas de carton ; c'étaient des somnabules de chair et d'os ; du reste le jeu était exactement le même. Quand le magnétiseur approchait ou dirigeait seulement les doigts vers la main du somnambule, par exemple, cette main entrait en mouvement ; les dirigeait-il vers une jambe, cette jambe remuait aussitôt ; quelquefois même au lieu des doigts le magnétiseur dirigeait tout simplement une *tige métallique*, une sorte de bâton de Jacob, comme les adeptes, et l'effet était le même (voy. pag. 30, 31, 32, 33). Notez que les somnambules avaient les yeux fermés.

Sous ce rapport, il faut rendre justice à qui de droit, M. Dupotet s'est montré d'une plus grande force que son émule M. Foissac. Sans doute il s'est trompé plus d'une fois, ou plutôt ses somnambules ne l'ont pas toujours bien compris, et il a eu trop de confiance, comme dit M. Husson, dans leur *savoir-faire*. Ainsi Baptiste Chamet faisait précisément le contraire de ce qu'on lui indiquait magnétiquement: le magnétiseur cherchait-il à agir sur son index droit, c'était le gauche et la cuisse du même côté qui entraient en mouvement, ou en *convulsion*, pour nous servir des mots du rapporteur (p. 30); dirigeait-on les doigts vers ses orteils, aucun effet n'était produit (pag. 31); ne faisait-on rien, la main gauche de Chamet entrait sottement en mouvement; et cependant M. Dupotet s'était engagé, dit le rapporteur (pag. 30), *par une promesse écrite et signée de sa main*, à produire *à volonté* tous les mouvemens demandés par les amateurs, soit par la simple direction de sa main, soit au moyen d'une baguette; mais Chamet était ce grossier charretier de Charonne qui prétendait avoir le foie dans la poitrine (pag. 25); il était sans éducation; il n'y avait donc pas moyen de s'entendre avec lui.

M. Dupotet n'a pas eu non plus beaucoup à se louer de mademoiselle Lemaître. Rien de plus désordonné que les mouvemens de cette demoiselle. L'approche des doigts vers une partie, dit le rapporteur (p. 31), était suivi de convulsions dans une autre.

Tout cela n'empêche pas, je le répète, que M. Dupotet n'ait fait preuve d'intelligence, d'adresse et de d'extérité dans toutes ces représentations. Voici quelques faits assez bien exécutés. Le 17 novembre 1826, il dirigea son doigt vers l'oreille gauche de M. Chalet, consul de Franee à Odessa, et aussitôt on aperçut un mouvement dans les cheveux qui étaient derrière l'oreille du consul ; mais c'est principalement sur M. Petit, suivant le rapporteur (pag. 32), que les mouvemens ont fidèlement suivi les doigts de M. Dupotet. C'était pour le coup l'image parfaite du pantin : la cuisse gauche, le coude, la tête (pag. 32), le coude droit, la main gauche, les deux jambes à la fois, et enfin tout le corps suivaient ponctuellement les mains de M. Dupotet (pag. 33). Pour éviter *toute supercherie*, M. Marc mit un bandeau sur les yeux de M. Petit, et il n'y eut, ajoute le rapporteur, qu'une *légère différence* dans les résultats.

Chapitre XI.

Ce que c'est que la clairvoyance. *Comment il se fit que les commissaires crurent à la réalité de cette faculté merveilleuse.*

Après avoir constaté l'existence des *premiers élémens* de l'action magnétique, après avoir vérifié cet état intermédiaire qui forme *le passage* entre la veille et le sommeil magnétique, après avoir enfin déterminé en quoi consiste *la première ébauche* du somnambulisme, les commissaires arrivés face à face du grand phénomène lui-même, c'est-à-dire du *somnambulisme*, puisqu'il faut l'appeler par son nom, sont comme effrayés une seconde fois des progrès de leur croyance et de la grandeur de leur entreprise ; ils tournent la tête en arrière, et, en proie à une velléité de découragement, on croirait qu'ils vont ouvrir les yeux, qu'ils vont rappeler leur bon sens, qu'ils vont enfin déclarer que tout n'est que déception et mystification dans *la pratique* du magnétisme animal. Ils se demandent en effet, et cela après toutes leurs découvertes : mais où est donc le caractère unique et positif propre à faire reconnaître le véritable somnambulisme magnétique? En quoi consiste-t-il? car, après tout, il n'est pas un phénomène somnambulique qui ne puisse être simulé.

Comment dès lors conclure que cet état existe? Faut-il la réunion de plusieurs caractères qui, isolés, seraient insignifians? Mais si ces prétendus caractères peuvent être plus ou moins adroitement simulés! La position, on le voit, était difficile, et cependant les commissaires n'ont pas cherché à la tourner; ils l'ont attaquée de front, mais toujours sous la conduite des magnétiseurs. Que vous faut-il, leur ont dit ceux-ci, pour vous faire croire au somnambulisme magnétique? De l'extraordinaire, du merveilleux, du miraculeux, ont répondu les commissaires. Eh bien! ont répliqué les magnétiseurs, vous en aurez, nous vous en donnerons, et ils auraient pu ajouter : nous vous en fabriquerons. En effet, les magnétiseurs ont tenu parole; ils ont tantôt montré de l'extraordinaire et tantôt fabriqué du merveilleux, comme nous le prouverons plus tard. Il y a en effet, et il importe de faire dès à présent cette distinction, il y a une sorte de merveilleux spontané, réel et naturel, et puis un merveilleux apparent, prestigieux, en un mot, fabriqué. Tout médecins que les commissaires étaient, ils n'ont pas su faire cette distinction; elle n'est cependant que trop réelle, positive, profonde et de la plus haute importance; et c'est parce que de tout temps on a mêlé avec adresse ces deux sortes d'effets en apparence inexplicables et merveilleux, que tant de gens de bonne foi ont été trompés, et spécialement nos commissaires.

Il y a donc deux espèces bien distinctes de faits prétendus magnétiques ; j'aurai bientôt à indiquer et à expliquer comment le merveilleux *fabriqué* a été admis par les commissaires ; je dirai toutefois dès à présent que les faits les plus remarquables sous ce rapport ont été réunis sous les noms de *clairvoyance*, d'*intuition* et de *prévision*. Ces faits, on le verra, sortent de la fabrique des magnétiseurs ; ils sont dus à leur adresse ; ils ne dépendent pas plus que les autres d'un agent mystérieux nommé *magnétisme* ; ils dépendent de la dextérité des opérateurs : nous y reviendrons.

Pour arriver aux applications, je dirai que presque tous les hommes somnambulisés sont des compères, et, en effet, lorsqu'ils sont de bonne foi, lorsqu'ils n'agissent pas de connivence avec les magnétiseurs, ou ils restent éveillés, et alors : ennuyés, fatigués, ils éprouvent, comme nous l'avons vu, des phénomènes insignifians ; ou ils s'endorment tout bonnement par l'effet du repos et du silence ; il peut même arriver qu'ils soient endormis par l'effet des *passes*, mais tout naturellement et comme *bercés* par elles.

Les femmes sont en quelque sorte dans une classe particulière ; leur caractère seul, la trempe de leur esprit, la teinte de leurs idées suffisent dans beaucoup de cas pour rendre raison d'une foule d'actes en apparence bizarres et extraordinaires. Notez ensuite que les magnétiseurs recherchent tout particulièrement parmi les femmes malades, non celles qui sont atteintes de pneumonies, ou d'entérite, ou d'hydropisies, etc., maladies trop ignobles pour eux, mais des femmes hystériques, des femmes mélancoliques, des femmes dont la menstruation ait été troublée, des femmes enfin qui soient malades par l'utérus, et ce choix est parfaitement motivé. Si donc les commissaires avaient cherché à démêler, parmi l'inextricable chaos des effets dits magnétiques, et ce qui peut résulter de la bizarrerie de certaines idées, et ce qui peut résulter des symptômes de l'hystérie, et ce qui peut être produit à l'aide de supercheries; en un mot s'ils s'étaient montrés véritablement médecins philosophes, ils n'auraient pas été trompés tant de fois au grand scandale du corps médical.

Nous voici bien loin de la clairvoyance; mais tout ceci devait être dit pour faire sentir la différence des phénomènes offerts par les diverses espèces de somnambules. Tous les somnambules ont un point de contact unique, c'est de ne rien devoir à l'influence du magnétisme animal; mais il en est, ai-je dit, qui doivent être préparés, instruits, dirigés, c'est-à-dire, destinés à la fabrique du merveilleux, et ces sujets doivent être bien choisis; ce sont des hommes en général, parce que ce long manége exige une tête plus forte et plus de constance dans le rôle. En résumé, l'extraordinaire chez les hommes est inculqué, étudié et acquis, tandis que les femmes sont préférables pour les séances imprévues; car presque toujours il y a du dramatique, de l'étrange même dans leur jeu le plus naturel.

Après avoir recherché en quelque sorte les sources de l'extraordinaire spontané et réel, après l'avoir bien distingué du merveilleux de fabrique, recherches et distinctions tout-à-fait étrangères aux réflexions de nos commissaires, nous allons examiner le premier phénomène du merveilleux de fabrique, c'est-à-dire la *clairvoyance*. Aux yeux des commissaires toute la réalité du somnambulisme magnétique, c'est-à-dire du magnétisme animal lui-même, est fondé, sur ces phénomènes: *on peut conclure avec certitude*, disent-ils (pag. 22. II. conclusion.), *que le somnambulisme existe quand il donne lieu au développement de facultés, telles que la clairvoyance*, etc. Nous devons donc nous arrêter sur cette première faculté, et examiner la nature des faits qui ont amené nos commissaires à cette conviction que par l'intervention du magnétisme on peut voir, regarder, lire, etc., avec les yeux fermés.

« Des essais se faisaient sur M. Petit d'Athis pour ob-
» server la clairvoyance, dit le rapporteur, c'est-à-dire,
» la vision à travers les paupières fermées, dont on di-
» sait qu'il était doué pendant le somnambulisme; le
» magnétiseur avait annoncé à la commission que son
» somnambule reconnaîtrait entre douze pièces de mon-
» naie celle que lui, M. Dupotet, aurait tenue dans sa
» main. M. Husson y plaça un écu de cinq francs au mil-
» lésime de l'an 13, et le mêla ensuite à douze autres
» qu'il rangea en cercle sur une table. M. Petit désigna
» une de ces pièces, *mais* elle était au millésime de 1812.
» Ensuite on lui présenta une montre dont on avait dé-
» rangé les aiguilles afin qu'elles n'indiquassent point
» l'heure actuelle, et, *deux fois de suite*, M. Petit fut
» dans l'erreur sur l'indication. »

Voici une expérience que j'aurais pu placer à bon droit dans le chapitre précédent, elle aurait parfaitement figuré parmi les sottises et les bévues somnambuliques, aussi a-t-elle quelque peu irrité les commissaires, du moins dans le premier moment: ils ont reproché ces mécomptes à M. Dupotet; mais M. Dupotet leur a fait entendre raison, en leur disant que M. Petit perdait de *sa lucidité*, depuis qu'il était magnétisé moins souvent (p. 39); il n'y avait rien à répondre à cela.

« Dans la même séance M. Husson a fait avec M. Petit » une partie de piquet, il a souvent cherché à le tromper » en annonçant une carte ou une couleur pour une autre, » et la mauvaise foi du rapporteur n'a pas empêché M. Pe- » tit de jouer juste et de savoir la couleur du point de » son adversaire. Nous devons ajouter que chaque fois » que l'on a interposé un corps, une feuille de papier, » un carton entre les yeux et l'objet à désigner, M. Petit » n'a pu rien distinguer (pag. 39). »

Nous assistons en quelque sorte au point de départ de M. Petit, il était encore peu *expert*, comme on le voit, mais bientôt nous lui verrons acquérir une grande force. Jusqu'ici, on pense bien que je n'ai aucune explication à donner, il n'est pas nécessaire d'en appeler aux lois physiologiques, ou aux effets morbides pour rendre raison de ce qui avait dû se passer; ainsi passons plus loin.

La clairvoyance, pour nous servir des expressions assez singulières du rapporteur, va paraître *dans tout son jour* dans l'expérience suivante (p. 39), d'autres auraient pu dire dans toute son obscurité; mais voyons :

« Ce même M. Petit fut magnétisé le 15 mars 1826, » par M. Dupotet, à huit heures et demie du soir, et en- » dormi en une minute. On s'occupa aussitôt de recon- » naître *la clairvoyance* du somnambule. Celui-ci ayant » déclaré qu'*il ne pouvait voir avec le bandeau*, on le lui » retira. Mais alors toute l'attention se porte à constater » que les paupières sont exactement fermées. A cet effet » on tint presque constamment, pendant les expériences, » une lumière devant les yeux de M. Petit, à la distance » d'un ou deux pouces, et plusieurs personnes eurent » les yeux presque constamment fixés sur les siens. Au-

» cune ne put apercevoir le moindre écartement entre » les paupières. M. Ribes fit même remarquer que leurs » bords étaient superposés de manière que les cils se croi- » saient.

» On examine aussi l'état des yeux, on les ouvre de » force *sans* que le somnambule s'éveille, et l'on remar- » que que la prunelle est portée en bas et dirigée vers le » grand angle de l'œil.

» *Après* ces observations *préliminaires*, on procède à » vérifier les phénomènes de la vision avec les yeux fer- » més. M. Ribes, de l'Académie, présente un catalogue » qu'il tire de sa poche. Le somnambule, *après quel-* » *ques efforts* qui paraissent le fatiguer, lit très distinc- » tement ces mots : Lavater, *il est bien difficile de con-* » *naître les hommes.*

» On lui met sous les yeux un passe-port, il le re- » connaît et le désigne sous le nom de *passe-homme*. On » substitue au passe-port un port d'armes, et on le lui » présente du côté blanc; il peut *seulement* reconnaître » que c'est une pièce encadrée et assez semblable à la pre- » mière; on la retourne, et alors, *après quelques ins-* » *tans* d'attention, il dit ce que c'est, et lit distinctement » ces mots : *De par le roi*, et à gauche *port d'armes*, etc.

» M. Bourdois tire de sa poche une tabatière sur la- » quelle était un camée encadré en or. Le somnambule » *ne peut d'abord* le voir distinctement; le cadre d'or » l'éblouissait, disait-il; *quand on eut couvert* le cadre » avec les doigts, il dit voir l'emblême de la fidélité; » pressé de dire quel était cet emblême, il ajoute : Je » vois un chien, il est comme dressé devant un autel. » C'est là en effet ce qui était représenté, etc. Toutes » ces expériences fatiguaient extrêmement M. Petit. » (Pag. 40, 41.)

Avant d'analyser ces expériences dans lesquelles on trouve des aveux extrêmement remarquables, je dirai d'abord que j'ai assisté moi-même à plusieurs expériences semblables et dans lesquelles les incidens et les résultats ont été entièrement analogues.

Les magnétiseurs, comme de raison, somnambulisaient avant tout leurs sujets, du moins en apparence, puis on nous annonçait que le grand phénomène de la clairvoyance, que le miracle magnétique allait avoir lieu : et alors chacun de vérifier si les sujets étaient bien endormis, si les paupières étaient bien closes. On présentait ensuite ou des cartes à jouer, ou divers écrits. Or il est à remarquer que jamais les somnambules ne distinguaient sur-le-champ les objets qu'on leur offrait. Ils les prenaient dans leurs mains, les palpaient, les retournaient en divers sens, les approchaient de leurs yeux, et enfin, *après* plusieurs tentatives souvent infructueuse, ils saisissaient en quelque sorte à la volée deux mots, quelquefois trois, rarement quatre ou cinq; puis il fallait du repos, cet exercice, nous disaient sollennellement les magnétiseurs, fatigue extrêmement les somnambules; enfin, après un repos plus ou moins long, nouvelles expériences, et alors nouvelles tentatives comme la première fois, essais infructueux, erreurs, puis deux ou trois prétendus oracles, et voilà ce qu'on décorait du nom de clairvoyance! On tombait dans l'admiration parce qu'un homme dont les cils paraissaient croisés parvenait à saisir ou la forme ou la couleur d'un objet, ou deux ou trois mots dans une page! Et vous allez voir que, dans l'expérience rapportée par les commissaires, les choses se sont passées absolument de la même manière.

M. Petit déclare tout d'abord qu'il ne peut voir à

travers un bandeau; il est évident, dès-lors, que, dans ce miracle, c'est avec le secours des yeux qu'il verra, ainsi nous n'aurons pas affaire à ces prétendues transpositions des sens dont on a tant parlé.

On approche une lumière au devant des yeux du somnambule, on ne trouve aucun écartement *appréciable* entre les paupières; on ouvre ses yeux, on remarque que la prunelle est tournée vers le grand angle; tout cela ne signifie rien, parce que tout cela a été fait *avant* l'expérience, *avant* la manifestation de clairvoyance. Ce qui le prouve c'est que le rapporteur dit naïvement : *Après ces observations préliminaires on procède*, etc. (p. 40). Ces observations ne devaient pas être *préliminaires*, elles devaient être *concomittantes*. On présente ensuite un catalogue, et le somnambule distingue quelques mots, est-il dit, *après plusieurs efforts;* le passe-port et le port d'armes sont également reconnus, mais toujours *après quelques momens d'attention*, après plusieurs essais. M. Bourdois tire de sa poche une tabatière et le somnambule, est-il encore dit, ne peut *d'abord* la voir distinctement, il fait des observations, il parlemente, il pose des conditions, on cache le cadre avec les doigts, et pendant ce temps il distingue le sujet encadré : qui ne voit que dans toutes ces circonstances on n'a pu se mettre à l'abri de quelque subtilité? Il faudrait avoir vu, comme moi, les somnambules tourner et retourner les objets, objecter des *si* et des *mais*, feindre une fatigue excessive, approcher l'objet de leurs yeux, puis l'éloigner, etc., etc., pour bien concevoir toutes les particularités, tous les accidens de ces expériences; et alors on serait bien convaincu que toujours, comme dans le cas de M. Petit, il y a eu subtilité, jongleries possibles. Sans doute il faut avoir de l'adresse pour s'en tirer *honorablement* devant tant de personnes, pour peu surtout que ces personnes soient soupçonneuses. Aussi tous les somnambules ne sont-ils pas propres à ces grandes et *décisives* expériences. Heureux le magnétiseur qui les possède ! sa fortune est en bon train, il les réserve pour les grandes occasions, il convoque alors toutes les sommités de l'ordre social, les députés, les aides-de-camp du roi des Français, comme nous le verrons plus tard. Il faut, dis-je, des sujets bien exercés et bien subtils; mais on conçoit qu'avec de l'exercice et de l'adresse on puisse arriver à ces résultats, c'est-à-dire, à distinguer *partiellement* les objets par une *entre-ouverture* des paupières, si je puis m'exprimer ainsi, tellement étroite et tellement instantanée qu'elle échappe à l'attention des assistans, surtout lorsqu'elle n'a pas lieu immédiatement, mais au milieu d'essais nombreux, d'objections, de refus simulés, de sollicitations, etc., etc., c'est-à-dire, lorsque déjà l'attention des spectateurs est en partie fatiguée et distraite.

Je reviens à notre expérience prétendue magnétique, et, pour me résumer, à ce sujet, je dirai qu'après avoir bien examiné et apprécié toutes les circonstances de cette observation, il ne m'est nullement démontré que le nommé Petit n'ait pas usé de quelque subtilité, de quelque jonglerie, pour distinguer les objets qu'on lui a présentés, puisque les circonstances n'ont pas été de nature à rendre impossible ces suppositions; donc le choix dont j'ai souvent parlé se trouve encore ici établi de lui-même et ne peut être douteux : ou le nommé Petit est parvenu par son adresse et sa subtilité à tromper les observateurs dans les circonstances rapportées plus haut, c'est-à-dire dans des circonstances qui ne rendent nullement le fait impossible, où il a lu à travers toute l'épaisseur des paupières, fait reconnu physiquement et physiologiquement de toute impossibilité, et il n'aurait pu le faire qu'à l'aide d'un agent particulier, c'est-à-dire du magnétisme animal. Pour moi, je viens de le dire, le choix n'est pas douteux, je refuse ma croyance au dernier fait reconnu impossible, et à son explication qui n'en est pas une, et, si j'ai de l'étonnement à accorder, ce sera pour l'adresse et pour la finesse déployée par le somnambule dans cette occasion, et non pour une prétendue intervention extraordinaire, dont je ne vois pas même la nécessité.

Voilà donc cette merveilleuse clairvoyance réduite à sa valeur réelle! Cette clairvoyance dont on a fait tant de bruit, et que les commissaires regardent comme un des caractères propres à prouver la réalité du somnambulisme magnétique!

Quoi! les premiers magnétiseurs de la capitale n'ont pu, pendant un espace de six ans, montrer aux commissaires qu'un ou deux exemples semblables? Que sont donc devenues ces lectures par l'occiput dont parle M. Rostan (1), ces lectures par l'épigastre, par les doigts, que sais-je? que sont devenues enfin ces fameuses transpositions des sens? et que penser des médecins qui ont admis comme possibles ces transpositions?

Ici, il faut le dire, le rapport de la commission est utile en ce que, n'ayant enregistré que des faits authentiques, nous n'y retrouvons aucune de ces prétendues

(1) On va publier, dit-on, une nouvelle édition du Dictionnaire de médecine en 21 vol. Je conseille à M. Rostan, et dans l'intérêt de sa réputation, de refaire son article *magnétisme animal.*

transpositions; les magnétiseurs n'ont pas osé, pendant six ans, recourir à cette fameuse jonglerie; c'est une expérience bonne pour les gens du monde, mais qui leur a paru impraticable devant des médecins : et cependant, avouons-le, avec un peu plus d'adresse, ce grand point du merveilleux de fabrique aurait bien pu passer encore: il n'y a que le premier pas qui coûte en fait de croyance, comme on l'a dit, et lorsqu'on est constitué de manière à adopter la vision avec les yeux fermés, on est bien près de l'adopter à travers un bandeau, et enfin d'admettre le déplacement de cette vision. Ah! messieurs les magnétiseurs! le cœur vous a manqué dans cette occasion; jamais peut-être ne retrouverez-vous de semblables commissaires.

Chapitre XII.

*Ce que c'est que l'*intuition *et la* prévision. — *Comment il advint qu'un paralytique jeta là ses béquilles et se prit à courir; comment il resta endormi pendant huit jours, et comment il se fit qu'il n'en eut que meilleur appétit pendant tout le temps de son sommeil.*

M. le rapporteur semble ici emboucher la trompette épique en l'honneur du magnétisme, et vouloir en quelque sorte nous émerveiller par l'annonce des hauts faits somnambuliques qu'il va nous raconter : Quoi! dit-il, vous en êtes encore à demander si le magnétisme animal existe! Il s'agit bien de cela vraiment! ce sont des questions oiseuses et de pure curiosité; il s'agit des effets merveilleux compris sous le nom d'*intuition* et de *prévision*. Voici ses paroles (pag. 44) : « Ici la sphère paraît » s'agrandir; il ne s'agit plus de satisfaire une *vaine cu-*

» *riosité* , de chercher à s'assurer s'il existe un signe qui » puisse faire prononcer si le somnambulisme a ou n'a » pas lieu. » La belle question en effet! n'est-ce pas chose convenue, décidée, arrêtée que le somnambulisme *a lieu;* il est bien qu'on avoue n'avoir pas trouvé de caractère propre à faire connaître si cet état est *simulé* ou réel; mais peu importe. Demander, maintenant que nous sommes si avancés dans nos travaux, demander, dis-je, le véritable signe du somnambulisme, c'est, comme le dit fort bien M. le rapporteur, une sotte question : reprenons donc son préambule (pag. 44) : « Il ne s'agit » plus de satisfaire une vaine curiosité, c'est-à-dire, de » chercher à s'assurer si un somnambule peut lire les » yeux fermés. » En effet ceci est une bagatelle en comparaison des belles choses que M. Husson va nous rapporter; aussi trouvons-nous que c'est avec raison qu'il poursuit en ces termes : « Question curieuse *comme spec-* » *tacle*, mais qui, en véritable intérêt et surtout en espé- » rances sur le parti qu'en peut tirer la médecine, est » infiniment *au-dessous* de celles dont la commission » va vous donner connaissance. »

Ainsi, laissons la clairvoyance, méprisée à juste titre par MM. les commissaires, et revenons à leurs promesses, c'est-à-dire aux questions *infiniment au-dessus* de tout ce que nous avons vu jusqu'ici.

« Il n'est personne de vous, dit le rapporteur (p. 45), » qui, dans tout ce qu'on a pu lui citer du magnétisme, » n'ait entendu parler de cette *facilité* qu'ont certains » somnambules, non-seulement de préciser le genre de » maladie dont ils sont affectés, la durée et l'issue de la » maladie, mais encore le genre, la durée et l'issue des » maladies des personnes avec lesquelles on les met en

» rapport. Les trois observations suivantes nous présen» tent des exemples *fort remarquables* de cette *intuition* » et de cette *prévision*. » Ainsi voilà qui est déjà tout avoué, tout établi; les commissaires croient à l'*intuition*, à la *prévision*, les commissaires croient que certains somnambules, sans aucune étude préalable, peuvent diagnostiquer, non-seulement leurs propres maladies, mais encore celles d'autres personnes, et qu'ils peuvent, à l'aide de l'intervention magnétique, pronostiquer la durée et l'issue de ces maladies! Et où ont-ils trouvé les fondemens de cette étrange croyance? Dans les incidens de trois observations, pas davantage; et de quelle nature! bon Dieu! La rougeur me monte au visage quand je songe aux jongleries que je vais dévoiler.

Dans les trois histoires qui nous restent à faire connaître et qui sont, de l'aveu du rapporteur, les plus longues, les plus belles et les plus curieuses de tout le rapport, l'intuition et la prévision ont tellement confondu et inextricablement mêlé leurs effets, qu'il est impossible de les distinguer; nous les examinerons donc à la fois, et nous commencerons par l'histoire inouïe du paralytique, en nous gardant bien de rien omettre qui soit relatif à l'intuition ou à la prévision.

Cette observation, je puis le dire ici, est remplie de naïvetés; ce n'est pas seulement un récit, c'est l'aveu perpétuel d'une longue et profonde mystification, d'une mystification portée au plus haut degré. Si donc nous voulions en exposer d'abord complètement et sans interruption tous les détails, il en résulterait d'une part que, arrivés à la fin de l'histoire, les lecteurs auraient perdu de vue la moitié des incidens, et d'autre part, que les réflexions que nous avons à faire perdraient tout l'intérêt de l'à-propos. Cette observation sera donc coupée et interrompue de temps à autre pour nous donner le loisir d'en bien apprécier la philosophique conception, pour nous permettre d'en bien saisir les résultats successifs, et enfin pour réfléchir sur la haute sagacité des commissaires.

« Paul Villagrand, étudiant en droit, né en 1803, à » Magnac-Laval (Haute-Vienne), fut frappé, le 25 dé» cembre 1825, d'une attaque d'apoplexie qui fut suivie » de la paralysie de tout le côté gauche du corps. Après » dix-sept mois de divers traitemens par l'acupuncture, » un séton à la nuque, douze moxas le long de la colonne » vertébrale, traitement qu'il suivit, soit chez lui, soit » à la maison de santé, soit à l'hospice de perfectionne» ment, et dans le cours desquels il eut deux nouvelles » attaques, il fut admis le 8 avril dans l'hôpital de la » Charité. Bien qu'il eût éprouvé un *amendement no-* » *table* des moyens mis en usage avant son entrée dans » cet hôpital, il *marchait* avec des béquilles sans pou» voir s'appuyer sur le côté gauche : le bras du même » côté exécutait bien divers mouvemens, mais Paul ne » pouvait le lever vers la tête. Il y *voyait* à peine de » l'œil droit et avait l'ouïe très-dure des deux oreilles. » C'est dans cet état qu'il fut confié aux soins de M. Fou» quier, qui lui administra pendant cinq mois l'extrait » alcoolique de noix vomique, le fit saigner, le pur» gea et lui fit appliquer des vésicatoires. Le bras gauche » *reprit un peu de force* ; les maux de tête auxquels il » était sujet s'*éloignèrent*, et son état resta *stationnaire* » jusqu'au 29 août 1827, époque à laquelle il fut ma» gnétisé pour la première fois par M. Foissac. » (Pag. 45 et 46.)

N'oublions pas surtout dans la suite de cette observation, et lorsque nous en viendrons aux conclusions, n'oublions pas, dis-je, ce qui vient d'être formellement avoué, c'est-à-dire que Paul, même ayant son entrée à la Charité, avait éprouvé un soulagement notable, qu'il était en voie de guérison, qu'il marchait avec des béquilles, que le bras du côté paralysé exécutait des mouvemens ; n'oublions pas non plus que, traité par M. Fouquier, il continua d'aller mieux, que son bras gauche reprit de la force, que ses maux de tête s'éloignèrent. Son état, dit le rapporteur, resta *stationnaire* : voulez-vous savoir ce que cela veut dire ? cela signifie que son état était celui des malades qui ne sont pas bien pressés de quitter l'hôpital, de ces malades qui ont bon appétit, qui font une petite promenade le matin, une petite promenade le soir, et qui passent de fort bonnes nuits ; aussi l'épithète de stationnaire est-elle l'épithète reçue pour désigner ces sortes de malades équivoques : c'est une affaire de confiance ; poursuivons.

« Dans la première séance magnétique, Paul éprouva » une sensation de chaleur générale, puis des soubre- » sauts dans les tendons, puis il s'endormit, etc., etc. » Ce n'est qu'à la dixième séance qu'il répondit par des » sons *inarticulés* aux questions qu'on lui adressa. Plus » tard, il annonça qu'il ne pourrait guérir qu'à l'aide » du magnétisme, et il se prescrivit la continuation des » pilules d'extrait alcoolique de noix vomique, des sina- » pismes et des bains de Barrèges. » (Pag. 46.)

L'éducation magnétique de Paul demanda, comme on le voit, un assez bon nombre de séances : à la dixième il ne proférait encore que des sons *inarticulés !*

Je l'ai dit ailleurs, pour le merveilleux de fabrique il

faut de bonnes préparations : il ne s'agissait pas ici de produire des convulsions hystériques, de faire avaler de la salive ou cligner les yeux, il s'agissait de former un sujet distingué, et Paul répondit aux soins qu'on prit de lui, comme on va nous le prouver.

Il annonça qu'il ne pourrait guérir *qu'à l'aide du magnétisme; néanmoins* il se prescrivit la continuation des moyens qui l'avaient déjà si notablement soulagé! Paul était un garçon prudent: je suis en voie de guérison, se disait-il, continuons; il reste peu de chose à faire, et nous donnerons l'honneur du tout au magnétisme.

« Le 25 septembre, on magnétisa Paul, qui ne tarda » pas à entrer en somnambulisme : il récapitula ce qui » était relatif à son traitement, et prescrivit que dans le » jour même, on lui appliquât un sinapisme à chaque » jambe pendant une heure et demie; que le lende- » main on lui fît prendre un bain de Barrèges, et qu'en » sortant du bain on lui mît des sinapismes pendant » douze heures sans interruption; tantôt à une place » et tantôt à une autre; que le surlendemain, après » avoir pris un second bain de Barrèges, on lui tirât » une palette et demie de sang par le bras droit; enfin » il ajouta qu'en suivant ce traitement, le 28, c'est-à- » dire trois jours après, il marcherait sans béquilles » en sortant de la séance, où il dit qu'il faudrait en- » core le magnétiser. » (Pag. 47.)

Les commissaires n'ont pas manqué, avec la confiance et la robuste foi que nous leur connaissons, de prendre acte de cette promesse, et de dire : nous verrons bien si Paul marche le 28 sans béquilles. Oh! pour le coup, ont-ils ajouté, force sera bien de croire à la *prévision :*

c'est un miracle, en vérité, qu'il nous promet, ce pauvre somnambule! *Il* en promet trop. Mais pourtant, s'il allait marcher? Voilà ce que se disaient ces bons commissaires; et comme ils s'étaient bien promis d'agir avec défiance, de se garder de toutes supercheries, l'idée ne leur vint pas de suspecter la sincérité de Paul; ils n'allèrent pas jusqu'à supposer que Paul était peut-être déjà en état de marcher sans béquilles; que cet ancien pensionnaire de la Charité ne gardait depuis long-temps ses béquilles que pour opérer un *brillant* miracle à la première occasion favorable. Les commissaires, loin d'avoir toutes ces mauvaises pensées, se rendirent à la Charité le 28, pour voir comment Paul se tirerait de sa fameuse promesse.

« Au jour dit, le 28 septembre, la commission vint » à l'hôpital de la Charité; Paul se rendit, *appuyé* sur » ses béquilles (il jouait, comme on le voit, parfai- » tement son rôle), à la salle des conférences, où il » fut magnétisé comme de coutume et mis en som- » nambulisme. Dans cet état, il assure qu'il retournera » à son lit sans béquilles, sans soutien. A son réveil, » il demanda ses béquilles; on lui répondit qu'il n'en » avait plus besoin. En effet il se leva, se soutint sur » la jambe paralysée, traversa *la foule qui le suivait*, » descendit la marche de la chambre d'expériences, » traversa la deuxième cour de la Charité, monta » deux marches, et arrivé au bas de l'escalier il s'assit. » Après s'être reposé deux minutes, il monta, à l'aide » d'un bras et de la rampe, les vingt-quatre marches » de l'escalier. Il alla à son lit sans appui, s'assit » encore un moment, et fit ensuite une nouvelle

» promenade *au grand étonnement* de tous les malades » qui jusqu'alors l'avaient toujours vu cloué dans » son lit. A dater de ce jour Paul ne reprit plus ses » béquilles! » (Pag. 47.)

N'y a-t-il pas là de quoi convaincre les plus incrédules? le voyez-vous fendre les flots de spectateurs? le voyez-vous s'avancer ensuite suivi de la foule? Tout le monde est dans l'admiration; la commission l'escorte et ne le perd pas de vue; enfin les pauvres malades eux-mêmes voisins du paralytique étaient dans la stupeur; car le rapporteur qui nous a dit que Paul, même avant son entrée à la Charité, *marchait* avec des béquilles, et que depuis il alla de mieux en mieux, nous assure ici que ses voisins l'avaient *toujours vu cloué* dans son lit; ce qui prouve que tout le monde en avait perdu la tête, et que si les dragons de Voltaire enssent été là, ils auraient pu avoir de la besogne.

« La commission se réunit encore le 11 octobre suivant, à l'hôpital de la Charité: on magnétisa Paul, et » il annonça qu'il serait complètement guéri à la fin de » l'année, si on lui établissait un séton deux pouces au » desous de la région du cœur, etc. Le 16 octobre, » M. Fouquier reçut du conseil général des hospices une » lettre qui l'invitait à suspendre les expériences magnétiques qu'il avait commencées à la Charité. On fut » donc obligé d'interrompre ce traitement, dont le paralysé, *disait-il*, ne pouvait assez louer l'efficacité. » M. Foissac le fit sortir de l'hôpital et le plaça rue des » Petits-Augustins, n° 8, dans une chambre particulière, où il continua son traitement. » (Pag. 48.)

Quel vandalisme dans ce conseil général des hospices!

et que notre âge est tiède pour les miracles! Un paralytique donne une scène inouïe; il doit être guéri *à jour fixe*, le 1er janvier 1820, je ne me rappelle pas à quelle heure, et ce malheureux conseil arrête un traitement, dont le paralysé, comme dit M. Husson, ne pouvait assez louer l'efficacité! Heureusement pour l'humanité et pour la science magnétique, M. Foissac se chargea généreusement d'entretenir à la brochette ce précieux paralytique; il le choya, l'hébergea, le mit en chambre à ses propres frais, et en prit soin comme de la prunelle de ses yeux : les paralytiques de cette trempe sont si rares !

Nous ne suivrons pas cependant MM. Foissac et Paul dans toutes leurs excursions hors de l'hôpital; il ne s'agit plus, dans les représentations qu'ils donnèrent, ni de *prévision* ni d'*intuition*, merveilleuses facultés que nous devons examiner ici; il nous suffira de dire que, dans la séance du 29 octobre, Paul fit plusieurs *tours de force* très surprenants sur le dynamomètre; que, *dans le somnambulisme*, il sauta à *cloche-pied* sur le pied gauche (p. 49); qu'il se mit à genou sur le genou droit; qu'il prit et souleva M. Tillaye; qu'il fit tourner ce commissaire sur lui-même; que, tou ours dans le somnambulisme, il descendit les marches de l'escalier deux à deux, trois à trois; et enfin, qu'éveillé il essaya *inutilement* (il fallait bien l'en croire) de soulever M. Foissac, qui ne pèse pas le quart de M. Tillaye, *preuve évidente* aux yeux des commissaires que le somnambulisme quadruple les forces de l'homme.

Cependant, le 1er janvier 1828 approchait; c'était le terme magnétiquement annoncé pour la guérison complète de Paul; or, Paul tenait à guérir ce jour-là; son honneur y était intéressé; ce terme était bien rapproché, comment faire? Le voici : c'est par des séances magnétiques que Paul doit guérir. Hé bien, pour se faire administrer le magnétisme *à haute dose*, il prie ce bon M. Foissac de le tenir magnétisé, somnambulisé pendant une séance de huit jours et huit nuits : huit jours de sommeil ! vont s'écrier quelques timorés ; oui, Messieurs, huit jours, et les commissaires vont vous dire eux-mêmes comment cela s'est fait.

« Paul fut magnétisé le 25 décembre 1827, et il » resta en somnambulisme, DIT LE RAPPORTEUR AU « NOM DE LA COMMISSION (pag. 50, lig. 5), jusqu'au » 1er janvier 1828. »

Est-il possible ! vont ajouter nos timorés. Quoi ! sans interruption? Pardonnez-moi, Messieurs, il a été éveillé *une douzaine d'heures*, comme pour lui faire reprendre haleine, et alors on lui faisait croire, dit le rapporteur, qu'il n'était endormi que depuis un instant.

Mais, mangeait-il pendant tout ce temps-là? Assurément; et M. le rapporteur nous dit (pag, 50, lig. 9-10) « que pendant tout le temps de son sommeil ses » fonctions digestives se firent avec un surcroît d'acti- » vité. » Vous voyez qu'il n'en avait que meilleur appétit. Mais laissons parler le rapporteur, M. Husson : « Paul était endormi depuis trois jours, lorsque, ac- » compagné de M. Foissac, il partit à pied, le 28 dé- » cembre, de la rue Mondovi, et alla trouver M. Fou- » quier à l'hôpital de la Charité, à neuf heures du

» matin. Il y reconnut (toujours endormi) les malades » auprès des quels il était couché avant sa sortie; il lut » les yeux fermés, etc. Tout ce dont nous étions les té» moins, ajoute M. Husson, nous parut si *étonnant*, » que la commission, voulant suivre jusqu'à la fin » l'histoire de ce somnambule, se réunit de nouveau » le 1er janvier, chez M. Foissac, OU ELLE TROUVA » PAUL ENDORMI DEPUIS LE 25 DÉCEMBRE. Il déclara » qu'il était guéri; qu'en ne commettant aucune im» prudence il arriverait à un âge avancé, et qu'il suc» comberait à une attaque d'apoplexie; puis (toujours » endormi) il sort de chez M. Foissac, et court dans » la rue d'un pas ferme et assuré; à son retour, il porte » une personne présente, qu'il n'aurait pu qu'avec » peine soulever avant d'être endormi. » (Pag. 50 et 51 du rapport.)

J'ai annoncé que l'examen du travail de la commission nommée par l'Académie royale de médecine servirait à l'histoire de la philosophie médicale au dix-neuvième siècle, et je persiste dans cette idée consolante: si le *tempus edax* épargne ces documents précieux, on saura qu'après avoir *médité* pendant près de six années, MM. Bourdois de la Motte, Fouquier, Gueneau de Mussy, Guersent, Husson, Itard, J. J. Leroux, Marc et Tillaye, ont attesté que le susdit miracle a eu lieu à partir du 25 décembre de l'an de grâce 1827, jusqu'au 1er janvier 1828, et que, sans doute, ils ont attesté cela *pour valoir ce que de raison*.

Voyons maintenant les deux sortes d'interprétations qu'on peut donner à tous ces faits, et les conclusions qu'on en doit tirer. Rien ici assurément ne nous empêche de donner une interprétation rationnelle et vraiment médicale *à toutes* les circonstances de l'histoire de Paul. Ce malade est en voie de guérison lorsqu'il entre à la Charité ; la preuve en est que depuis long-temps il se soutenait sur des béquilles, que le bras du côté affecté exécutait ses mouvements, etc., etc. Au lieu de quitter ses béquilles tout simplement, il prépare et donne un coup de théâtre après six mois de séjour à l'hôpital. Comme il s'était très bien trouvé d'un traitement mis en usage par M. Fouquier, il a le bon esprit de le continuer. tout en disant et en faisant croire aux commissaires qu'il doit et devra tout à l'action du magnétisme. Puis, après avoir réfléchi sur l'état présent de ses forces, après avoir calculé en quelque sorte, et comme tous les malades, les progrès de leur retour, il prévoit tout naturellement qu'au bout de trois mois environ, il pourra se donner comme un homme guéri à terme fixe. En effet il paraît aller de mieux en mieux, lorsque, pour hâter, dit-il, sa guérison, il a besoin d'être endormi pendant huit jours : M. Foissac, son magnétiseur, n'a garde de s'y refuser. Pendant tout le temps de son prétendu sommeil, il boit, il mange, il se promène bras dessus bras dessous avec M. Foissac ; il court, il saute, il lutte, il devise, etc., etc. ; il reconnaît tous ses anciens amis (1), c'est-à-dire, que son sommeil n'a de réalité que dans la tête des commissaires. Voilà une version toute simple des phénomènes offerts par Paul et qui se

---

(1) Les commissaires n'ont pas cherché à s'assurer si, pendant les nuits, il n'y avait pas chez Paul un sommeil ordinaire *enté* sur le sommeil magnétique.

présense naturellement à l'esprit; voyons la version du commissaire : on pourra choisir.

« Les conclusions à tirer de cette longue et curieuse » observation, dit le rapporteur (p. 53), sont *faciles* : » elles découlent *naturellement* de la simple exposition » des faits que nous avons rapportés, et nous les éta- » blissons de la manière suivante : 1° un malade » qu'une médication *rationnelle*, faite par un des » praticiens les plus distingués de la capitale, n'a pu » guérir de la paralysie. » (Cette assertion est inexacte, la médication *rationnelle* avait remis Paul sur ses jambes : après trois attaques successives, il marchait à l'aide des béquilles (p. 45); il se servait de son bras gauche (p. 45), et il voyait des deux yeux (p. 46). M. Fouquier a donc fait preuve de beaucoup d'abnégation, en permettant qu'on lui enlevât le mérite de cette guérison pour l'attribuer au magnétisme). « Ce » malade trouve sa guérison dans l'emploi du magné- » tisme et dans l'exactitude avec laquelle on suit le » traitement qu'il se prescrit lui-même quand il est » en somnambulisme. » (C'est-à-dire qu'il *acheva* de guérir en *persévérant* dans la médication *rationnelle* du praticien des plus distingués.) 2° « Dans cet état, ses » forces sont notablement augmentées. » (Il s'agit des tours de force faits dans la séance du 29 octobre.) 3° « Il nous donne la preuve la plus irrécusable qu'il lit » ayant les yeux fermés. » (Cette preuve est fondée sur une condition que j'ai examinée ailleurs, c'est-à-dire, sur l'occlusion prétendue complète des paupières.) » 4° Enfin il *prévoit* l'époque précise de sa guérison, et » cette guérison arrive. » (Et c'est un médecin qui a écrit cette dernière ligne ! !)

Chapitre XIII.

Comment il advint qu'un homme sans éducation *fut somnambulisé à son insu et à travers plusieurs cloisons, et comment il arriva que la* prévision *l'avertit d'un petit malheur et ne l'avertit pas d'un grand.*

Nous allons analyser un rare exemple d'intuition, au dire des commissaires. Dans cette observation, assure le rapporteur (p. 53), la prévision sera *encore plus* développée que dans le cas précédent : il s'agit d'un homme du peuple, dit-il, tout-à-fait ignorant et qui, *à coup sûr*, n'avait jamais entendu parler du magnétisme. Voici cette expérience, débarrassée des détails insignifiants :

« Pierre Cazot, âgé de vingt ans, ouvrier chapelier, » né d'une mère épileptique, était sujet, depuis dix » ans, à des attaques d'épilepsie, qui se renouvelaient » cinq ou six fois par semaine, lorsqu'il entra à la » Charité, dans les premiers jours du mois d'août » 1827. Il fut soumis de suite au *traitement* du ma- » gnétisme, s'endormit à la troisième séance, et de- » vint somnambule à la dixième, qui eut lieu le 19 » août. Ce fut alors à neuf heures du matin qu'il an- » nonça que le jour même, à quatre heures après midi, » il aurait une attaque d'épilepsie; mais qu'on pou- » vait la prévenir, si on le magnétisait un peu aupa- » ravant. On préféra *vérifier l'exactitude* de sa pré- » vision, et aucune précaution ne fut prise pour s'y » opposer. On se contenta de l'observer *sans qu'il s'en » doutât*. A l'heure indiquée l'accès éclata.

» Le 24 août, M. Foissac le magnétisa, et on lui » fit les questions suivantes : Combien aurez-vous » encore d'accès? Rép. Pendant un an. Savez-vous » s'ils seront rapprochés ? R. Non. En aurez-vous un » ce mois-ci ? R. J'en aurai un lundi 27, à trois heures » moins vingt minutes. Sera-t-il fort ? R. Pas la moi- » tié de celui qui m'a pris dernièrement. Quel autre » jour aurez-vous un autre accès? Après un mouve- » ment d'impatience, il répond : d'aujourd'hui en » quinze, c'est-à-dire le 7 septembre. A quelle heure ? » R. A six heures moins dix minutes du matin. Cazot » sortit ce jour-là même de l'hôpital pour y revenir » le 27, montrer l'accès prédit. Le concierge ayant » refusé de le recevoir, il se rendit chez M. Foissac; » ce dernier préféra, a-t-il dit à la commission, » dissiper l'accès par le magnétisme que d'en être seul » témoin. Restait à observer l'accès annoncé pour le » 7 septembre. La commission se rendit à la Charité, » où Cazot était rentré, et l'accès eut lieu à l'heure » indiquée. » (53, 54, 55, 56.)

L'exemple de Cazot est cité par la commission pour prouver la réalité de la *prévision* : nous examinerons plus tard sur quels fondements repose la croyance de la commission à cet égard; pour le moment, nous allons fixer l'attention du lecteur sur deux incidents particuliers et assez remarquables, puisqu'ils ont suffi pour que la commission en tirât une des conclusions les plus curieuses de son rapport. Voici d'abord le premier incident :

« Le 10 septembre, à sept heures du soir, la com- » mission se réunit chez M. Itard, pour continuer ses

» expériences sur Cazot. Ce dernier était dans le cabi-
» net où la conversation s'est engagée et a été entre-
» tenue avec lui jusqu'à sept heures et demie, moment
» auquel M. Foissac, arrivé depuis lui et resté dans
» l'antichambre, séparé de lui par deux portes fer-
» mées et à une distance de douze pieds, commença à
» le magnétiser. Trois minutes après, Cazot dit : je
» crois que M. Foissac est là, car je me sens *abasourdi.*
» Au bout de huit minutes, il était complétement
» endormi. On le questionna, et il assura de nouveau
» que, de ce jour en trois semaines, le 1er octobre, il
» aurait un accès épileptique à midi moins deux minu-
» tes. » (56.)

Voici le second qui, du reste, est tout-à-fait analogue :

« Quoique la commission ne pût douter, dit le rap-
» porteur (p. 58.), de l'action bien réelle que le ma-
» gnétisme produisait sur Cazot, même *à son insu* et à
» une certaine distance, elle voulut encore en acqué-
» rir une preuve nouvelle... La commission se réunit
» donc dans le cabinet de M. Bourdois, le 6 octobre, à
» midi, heure à laquelle Cazot y arriva avec son en-
» fant. M. Foissac *avait été invité* à s'y rendre à midi
» et demi ; il arriva à l'heure dite, à l'*insu de Cazot*,
» et resta dans le salon, sans aucune communication
» avec nous. On alla cependant lui dire par une porte
» dérobée, que Cazot était assis sur un canapé éloigné
» de 10 pieds d'une porte fermée, et que la commission
» désirait qu'il l'endormît, etc.

« A midi trente-sept minutes, pendant que Cazot
» est occupé à la conversation à laquelle nous nous li-

» vrions, et qu'il examine les tableaux qui ornent le » cabinet, M. Foissac placé dans la pièce voisine, » commence ses manœuvres magnétiques, et nous re- » marquons qu'au bout de quatre minutes. Cazot cli- » gnote légèrement les yeux, qu'il a un air inquiet, et » qu'enfin il s'endort en neuf minutes (59.)

Voici maintenant la conclusion :

« Deuxième conclusion. Les moyens qui sont exté- » rieurs et visibles ne sont pas toujours nécessaires » pour transmettre l'action magnétique, puisque dans » plusieurs occasions, la volonté, la fixité du regard, » ont suffi pour produire les phénomènes magnétiques, » même à l'insu des magnétisés. » (71.)

M. Husson va, dit-on, répétant à qui veut l'entendre qu'il ne souffrira pas que son rapport soit discuté, c'est-à-dire, mis en question. Il y a des points, j'en conviens, qui ne souffrent point de discussion : ainsi que le 10 septembre la commission se soit réunie chez M. Itard, où se trouvait Cazot; que M. Foissac, arrivé depuis ce dernier, soit resté dans l'antichambre séparé de lui par deux portes fermées ; que trois minutes après le commencement de ses manœuvres, Cazot ait dit, je crois que M. Foissac est là, je me sens *abasourdi*, et qu'au bout de huit minutes, il ait présenté les signes ordinaires du sommeil; voilà qui n'admet aucune discussion : des hommes d'honneur nous affirment avoir vu cela, il faut bien les croire, et rien d'ailleurs en cela ne répugne à la raison. Que le 6 octobre la même scène se soit répétée, cela n'est pas plus susceptible de discussion : les commissaires disent l'avoir *vue*. Mais certes ce qui souffre discussion, c'est le prétendu rapport de cause à effet trouvé entre la fixité du regard ou les manœuvres de M. Foissac, et le sommeil insolite de Cazot. Et d'abord comment ont-ils pu vérifier la réalité du sommeil de Cazot? quels sont les signes incontestables du sommeil magnétique? Il n'en existe pas un seul. Avant donc de tirer des deux incidents que j'ai rapportés une conclusion aussi grave ; avant de la donner comme la conséquence de ces faits, il aurait fallu prouver qu'on s'était mis à l'abri de toute supercherie ; il aurait fallu indiquer par quel concours de circonstances on avait mis MM. Foissac et Cazot dans l'impossibilité de s'entendre : est-il donc si difficile à deux hommes de prendre des mesures telles, qu'ils soient réciproquement avertis de leurs démarches? Les commissaires eux-mêmes ont senti qu'une connivence semblable n'était pas impossible; mais ils ont bien voulu s'en rapporter à la bonne foi des intéressés, c'est-à-dire, du magnétiseur et du magnétisé. Croirait-on, si cela n'était écrit au bas de la 58e page, croirait-on que des commissaires nommés par une académie pour vérifier la réalité de certains miracles, que des commissaires, qui protestent de leur sévérité, de leur défiance etc. ; croirait-on, dis-je, qu'ils aient dit à l'Académie: « Nous » nous sommes mis à l'abri de toute espèce de conniven- » ce, A MOINS QU'ON ne suppose qu'un homme que » nous avons toujours vu probe et loyal, voulût s'en- » tendre avec un homme sans éducation, sans intelli- » gence, pour nous tromper. Nous avouons que nous » n'avons fait ni à l'un ni à l'autre cette injure, et » nous rendons la même justice à MM. Dupotet et

» Chapelain, dont nous avons eu plusieurs fois oc-« casion de vous parler. » (58. 59.)

Eh ! bon dieu, il s'agit bien ici de faire ou de ne pas faire injure à MM. tels et tels; il s'agit de vérités à découvrir, et voilà tout. Assurément je ne doute pas de la probité de ces Messieurs; mais ici je les considère comme ayant eu un intérêt direct à vous induire en erreur ; et vos expériences auraient dû être faites de manière à ne permettre aucune supposition, de manière enfin à ne pas être forcé d'ajouter après le récit d'un miracle, il n'y a eu aucune connivence entre les acteurs, *à moins qu'on ne suppose...*

Voyez l'alternative que vous nous offrez, à nous qui ne connaissons pas ces Messieurs personnellement : il faut choisir entre le prodigieux, l'inoui, le miraculeux et une injure (le terme vient de vous) à faire à un magnétiseur et à un magnétisé : ou il faut croire que la volonté humaine traverse à heure fixe, à la minute, distances, cloisons, portes, etc., et prive à son insu un autre homme de toutes les fonctions qui le mettent en rapport avec le monde extérieur; ou il faut croire que M. Foissac s'est entendu avec Cazot pour tromper les commissaires. Vous nous obligez enfin à nous demander laquelle de ces deux suppositions est la plus vraisemblable.

J'ai abandonné, comme on le voit, pour un moment la question de la prévision, pour une question incidente, c'est-à-dire pour examiner, comment et par l'effet de quelles circonstances les commissaires avaient admis la magnétisation à distance, à travers les cloisons et à l'insu des sujets: je reviens actuellement à la prévision.

Des accès avaient été annoncés dans les deux séances de magnétisation à distance; l'un d'eux devait avoir lieu le 1er octobre.

» Le premier octobre, on se rend chez Cazot, et à » midi moins une minute *au temps vrai*, on trouve » l'accès épileptique caractérisé, etc.

» La commission voulut induire M. Foissac en er- » reur, sur le jour où son épileptique aurait l'attaque » qu'il avait annoncée d'avance. Le 5 octobre (séance » dont nous avons déjà parlé), il est magnétisé à dis- » tance par M. Foissac: on lui demande quand il aura » un autre accès, il répond que ce sera d'aujourd'hui » en quatre semaines, le 3 novembre, à quatre heures » cinq minutes du soir. On lui demande ensuite quand » il en aura un second, il répond : cinq semaines après » le précédent, le 9 décembre à heures neuf et demie « du matin. »

« Pour induire en erreur M. Foissac, qui n'avait » rien entendu, on écrit, dans le procès-verbal, que » le premier accès aura lieu le dimanche 4 novembre, » tandis que le malade avait dit qu'il aurait lieu le 3. » On le trompe également sur le second. M. Foissac » prit note de ces fausses indications, comme si elles » étaient exactes; *mais*, quelques jours après, ayant » mis Cazot en somnambulisme, il apprit de lui que » c'était le 3 et non le 4 qu'il devait avoir son accès, » et il fit corriger l'erreur consignée au procès-verbal. » La commission prit soin d'observer l'accès du 3 qui » eut lieu à quatre heures cinq minutes du soir,

» comme cela avait été prédit. L'accès annoncé pour » le 9 décembre fut également trouvé exact à l'heure » indiquée. Le 11 février, prédiction d'une nouvelle » attaque, vérifiée comme les précédentes. Le 22 avril » Cazot est de nouveau magnétisé, et annonce qu'il » aura encore deux accès, l'un du lendemain en neuf » semaines, à six heurs trois minutes. Il ne veut pas » penser au second, parce qu'il faut songer, dit-il, à » ce qui arrivera auparavant (à ce moment, il ren- » voie sa femme qui était présente), et il annonce que » trois semaines après l'accès du 25 juin, il deviendra » fou, que sa folie durera trois jours, pendant lesquels » il sera si méchant, qu'il se battra avec tout le monde, » qu'il maltraitera même sa femme et son enfant, » qu'on ne devra pas le laisser avec eux, et qu'il ne » sait pas s'il ne tuerait pas une personne qu'il ne dé- » signe pas; il faudra alors le saigner de suite aux » deux pieds, et enfin, ajoute-t-il, je serai guéri pour » le mois d'août, et une fois guéri, la maladie ne me » reprendra plus, telles que soient les circonstances » qui arrivent. C'est le 22 avril que toutes ces prévi- » sions sont annoncées, et deux jours après, le 24, Ca- » zot, voulant arrêter un cheval fougueux, qui avait » pris le mors aux dents, fut précipité contre la roue » d'un cabriolet qui lui fracassa l'arcade orbitaire, et » le meurtrit horriblement. Transporté à l'hôpital » Beaujon, il y mourut le 15 mai. » (53, 54, 55, 56, 57, 58, 59, 60, 61, 62).

Revenons maintenant sur les détails de cette observation :

Les commissaires n'ignoraient pas que l'épilepsie est

une des maladies qu'il est au pouvoir de l'homme de simuler, et de simuler au point de tromper les médecins les plus experts. Pendant les dernières années de l'empire, plus d'un conscrit peu soucieux de moissonner des lauriers dans les rangs de la grande armée, a usé de ce moyen pour ne pas quitter le toît paternel, et si on était curieux de connaître jusqu'à quel point une volonté forte peut offrir toutes les apparences de l'insensibilité, on en trouverait beaucoup plus d'exemples dans les épreuves auxquelles on soumettait ces prétendus épileptiques, que dans toutes les scènes magnétiques connues. Là aussi, on enfonçait des épingles dans les chairs; là aussi on trouvait que les forces étaient quadruplées; là enfin, on allait jusqu'au cautère ardent. Hé bien! qu'en est-il résulté? c'est qu'après le changement de gouvernement, ces mêmes hommes n'ont plus eu d'accès, et se sont applaudis d'avoir mystifié et les conseils de recrutement et les conseils de révision.

L'épilepsie peut donc être simulée, et dès lors tout l'échafaudage de l'expérience précédente tombe de lui-même; en d'autres termes, la *prévision* si bien développée, au dire des commissaires, s'explique très rationnellement. Voyons cependant ce que les commissaires nous ont d'avance objecté dans le récit même de leurs observations, et pourquoi ils ont tenu à expliquer ces prétendues prévisions par l'intervention de la puissance magnétique.

« D'abord, dit le rapporteur, Cazot était un homme » du peuple, tout-à-fait ignorant, et qui, *à coup* » *sûr*, n'avait jamais entendu parler du magnétisme.»

Je le veux bien ; mais pour feindre des attaques d'épilepsie, il n'est pas nécessaire d'avoir reçu une éducation très brillante ; et puis ensuite, il ne devint somnambule qu'après avoir passé dix fois par les mains de M. Foissac.

Mais, reprend le rapporteur, nous avons causé avec le patron de Cazot, avec M. Georges, fabricant de chapeaux, rue des Ménétriers, n° 17, où Cazot demeurait et travaillait, et nous avons appris de ce M. Georges : « que Cazot était un ouvrier *très rangé*, d'une ex- » cellente conduite et *incapable*, soit par la simplicité » de son esprit, soit par sa moralité, de se prêter à » aucune supercherie quelconque. » Vous sentez dès lors que, nous médecins, appuyés sur des raisons aussi péremptoires, nous avons dû ajouter foi à la réalité des prévisions de Cazot. M. Georges nous *a dit* que Cazot était incapable de se prêter à aucune supercherie, *donc* il prévoyait magnétiquement le jour, l'heure et la minute (au temps vrai) de tous ses accès épileptiques; car sa moralité était plus difficile à pervertir que toutes les lois physiologiques connues.

Prévoir un accès d'épilepsie deux ou trois mois d'avance, prévoir qu'on deviendra fou, qu'on battra sa femme, qu'on tuera une autre personne, c'est assurément chose extraordinaire et merveilleuse même; mais cela nous a paru, à nous commissaires de l'académie, plus vraisemblable qu'une simple déviation dans la moralité de Cazot.

Maintenant, il pourrait arriver que des esprits chagrins, quoique convaincus de la réalité de la prévision de Cazot, quoiqu'entraînés par la force de la dialectique de la commission, fussent tentés d'accuser la prévision d'inutilité, dans le cas qui nous occupe; comment s'est-il fait, nous diraient-ils, que cette prévision ait averti Cazot d'un petit malheur, et ne l'ait pas averti d'un grand? M. le rapporteur va leur répondre, et à cette occasion, il fera usage d'une comparaison qui a été accueillie dans le sein de l'académie avec un murmure d'approbation.

« Les prévisions de Cazot n'étaient relatives qu'à » ses accès, dit le rapporteur (pag. 62); elles se ré- » duisaient à la conscience de modifications organiques » qui se préparaient et arrivaient en lui, comme le ré- » sultat nécessaire des fonctions intérieures. (C'est » ainsi, par exemple, qu'il devait battre sa femme, » s'il n'eût été tué). Ces prévisions, ajoute plus loin » M. Husson, étaient tout organiques, tout intérieures; » ainsi nous *concevons* pourquoi il n'a pas prévu un » événement tout extérieur, savoir que le hasard lui » ferait rencontrer un cheval fougueux, qu'il aurait » l'imprudence de vouloir l'arrêter, et qu'il recevrait » une blessure mortelle. Il a donc pu prévoir un accès » qui n'eût dû jamais arriver. C'est l'aiguille d'une » montre qui, dans un temps donné, doit parcourir » une certaine portion du cercle d'un cadran, et qui » ne la décrit pas, parce que la montre est bri- » sée. » (63.)

La comparaison est ingénieuse : elle est défectueuse seulement sous un rapport : c'est que la montre n'a que des actes organiques d'une seule espèce, c'est qu'elle n'a pas de libre arbitre, tandis que Cazot avait des actes purement organiques et des actes dépendants de sa volonté. Le rapporteur dit que ses prévisions n'étaient relatives qu'à des actes tout intérieurs, tout organiques; hé bien ! c'est précisément là ce qui n'est pas prouvé; il n'est pas prouvé, en effet, que ses attaques dites d'épilepsie n'aient pas été des actes volontaires; il n'est pas prouvé que ces actes dussent *nécessairement* arriver chez Cazot, comme l'aiguille d'une montre doit *nécessairement* arriver à un endroit déterminé du cadran.

Je finirai par un conseil dont les commissaires auraient pu tirer quelque profit dans le cours de leurs expériences : quand des somnambules doués de la prévision et de l'intuition se feront fort de vous indiquer à l'avance la nature des maladies dont ils devront être attaqués, la durée, l'issue de ces mêmes maladies, etc., et cela à l'heure, à la minute et *au temps vrai* : rejetez tous ceux qui vous annonceront des maladies du genre de celles qu'on peut simuler, mais accueillez et observez soigneusement ceux qui vous diront tel jour, à tel heure, j'éprouverai les symptômes d'une péritonite, ou d'une entérite; tel jour j'aurai une pneumonie, et si vous m'auscultez vous trouverez de la crépitation dans tel point de mon poumon gauche, et de la bronchophonie dans tel autre, etc., etc.

CHAPITRE XIV.

Exemple remarquable de science médicale infuse. Inutilité des études médicales reconnue par les commissaires. Consultation de mademoiselle Céline.

A mesure que nous avançons dans l'examen des faits qui se sont passés sous les yeux des commissaires, l'intérêt augmente, le merveilleux s'accroît, et l'esprit est à la fois confondu par tant de prodiges et écrasé sous le poids de tant de preuves irrécusables. Sans doute l'intuition et la prévision étaient déjà évidentes et même portées à un très haut degré dans les deux cas précédents, puisque les commissaires nous répètent encore (pag. 63) que les deux individus qui en font le sujet, « voyaient la maladie dont ils étaient atteints » (Paul voyait, en effet, sa paralysie, et Cazot son » épilepsie), indiquaient le traitement par lequel on » devait les combattre, en annonçaient le terme et en » prévoyaient les attaques, » ce qui est prouvé, comme on le sait, par les faits interprétés tout naturellement. Mais avec tout cela ces deux individus étaient des *égoïstes;* tout se rapportait à eux : diagnostic, pronostic, traitement; tout était pour eux, rien pour les autres ; et alors, je vous le demande, à quoi bon tant de finesse dans l'intuition, tant de perspicacité dans la prévision ? La nature se mettait en frais pour bien peu de chose ! Ici les faits seront d'un intérêt général, la question embrasse l'humanité entière, et les hommes vraiment philanthropes n'auront plus à gémir sur l'exiguité des résultats. Empruntons au rapporteur ses

propres expressions : « Ici le magnétisé, plongé dans le
» somnambulisme, juge la maladie des personnes avec
» lesquelles il se met en rapport ; il en détermine la
» nature et en indique le remède. » (Pag. 63, 64.)

Voici les preuves.

Nous sommes d'abord avertis par M. Husson (pag. 64), que mademoiselle Céline, qui a *naturellement* l'haleine fort douce, contracte, pendant qu'on la magnétise, une haleine fétide et repoussante ; qu'elle entend les personnes qui lui parlent de très près et en
» la touchant, et qu'elle n'entend pas le bruit de
» deux assiettes que l'on brise à côté d'elle.

» C'est lorsqu'elle a été plongée dans cet état de
» somnambulisme, que la commission a reconnu *trois*
» *fois* chez elle la faculté de *discourir* sur les maladies
» des personnes qu'elle touche, et d'indiquer les re-
» mèdes *qu'il convient* de leur opposer. » (p. 64.)

Discourir sur les maladies ! En vérité, nous sommes impatients d'entendre Mademoiselle Céline : M. le Rapporteur nous en fait venir l'eau à la bouche. Trois fois, dit-il, elle a discouru par devant la commission, et fort heureusement, lui, rapporteur, a recueilli précieusement les discours proférés par cette demoiselle ; voyons donc ces discours :

« La commission trouva parmi ses membres quel-
» qu'un qui voulut bien se soumettre aux *indaga-*
» *tions* de cette somnambule. (J'en fais mes com-
» pliments à M. Husson, le mot *indagation* est par-
» faitement trouvé.) Ce fut M. Marc. Mademoiselle
» Céline *fut priée* d'examiner avec attention l'état
» de la santé de notre collègue. Elle appliqua la

» main sur le front et la région du cœur, et au » bout de *trois minutes*, elle dit que le sang se portait à la tête; qu'actuellement M. Marc avait mal » dans le côté de *cette cavité*; qu'il avait souvent de » l'oppression, sur-tout après avoir mangé; qu'il de» vait avoir souvent une petite toux; que la partie » inférieure de la poitrine était gorgée de sang; que » *quelque chose* gênait le passage des aliments; que » cette partie était rétrécie; que pour guérir M. Marc, » il fallait qu'on le saignât largement; que l'on ap» pliquât des cataplasmes de ciguë, et que l'on fît des » frictions avec du laudanum sur la partie inférieure » de la poitrine; qu'il bût de la limonade gommée; » et qu'il ne se promenât pas immédiatement après le » repas. » (p. 64, 65.)

O Laennec! Corvisart, Avenbrugger! et vous tous médecins auscultateurs, percuteurs, etc.; que vous êtes petits près de Mademoiselle Céline! que de temps, que de labeur ne vous faut-il pas pour découvrir de larges hépatisations des poumons, de vastes cavernes, etc.? que vos *indagations*, comme dit le rapporteur, sont pénibles, étroites et mesquines! voyez Mademoiselle Céline, *trois* minutes lui ont suffi pour l'exploration de toutes les cavités de M. Marc: elle voit sa tête, elle suit ses bronches, elle pénètre dans son estomac, enfin, pour nous servir encore des expressions du rapporteur, elle *détermine la nature* de ses maladies! n'est-ce pas en effet déterminer des maladies que de dire, ce Monsieur a mal à la tête? ou bien il a une petite toux? ou bien il a quelque *chose* qui gêne le passage des aliments? Il est bien vrai qu'il ne faut pas beaucoup de temps pour remarquer que M. Marc est chargé d'une mauvaise graisse, qu'il a le teint olivâtre, qu'il a le cou extrêmement court, conséquemment qu'il doit éprouver quelque difficulté à respirer, sur-tout lorsque son estomac est plein : mais Mademoiselle Céline avait trouvé tout cela par une *indagation* particulière. Ce n'est pas tout, *elle a indiqué les remèdes*, car ce n'est pas M. Foissac qui lui avait enseigné les noms et les usages de la ciguë, du laudanum, etc., etc. ; c'est son *indagation* qui lui avait fait encore trouver cela.

On sent combien un diagnostic aussi positif, aussi précis, a dû émerveiller MM. les commissaires : « en » effet, poursuit M. Husson, il nous tardait d'apprendre de M. Marc, s'il éprouvait *tout* ce que cette somnambule avait annoncé. » (65.)

L'impatience de ces Messieurs était bien naturelle. Que dit M. Marc ? « il nous dit *qu'en effet*, il avait de » l'oppression lorsqu'il marchait, que souvent, comme » elle l'annonçait, il avait de la toux, et qu'avant » l'expérience il avait mal dans le côté gauche de la » tête; *mais* qu'il ne ressentait aucune gêne dans le » passage des aliments. » (65.)

Tout ne s'est-il pas vérifié ? N'est-il pas merveilleux que cette demoiselle ait deviné que M. Marc était, comme on le dit, essoufflé et qu'il avait une petite toux ? Quant à la *chose* qui devait gêner le passage des aliments, je suis presque sûr qu'il ne faut pas faire un reproche à Mademoiselle Céline de l'avoir indiqué inconsidérément ; quelque demi-savant peut-être lui aura fait commettre cette bévue. Ce pauvre M. Marc !

où a-t-on été soupçonner qu'il y avait chez lui quelque affection squirrheuse dans le voisinage du pylore, et de là, nécessité de la ciguë ?

Quoi qu'il en ait été de l'état du pylore de M. Marc, la consultation de cette demoiselle n'en était pas moins effrayante de vérité ; aussi voyez ce que dit M. Husson :

« Nous avons été *frappés* de cette analogie entre » ce qu'éprouvait M. Marc, et ce qu'annonçait la som- » nambule , et nous l'avons soigneusement *annoté*. » (65.)

L'annotation vaut l'indagation : tout cela est de la même force. Que l'Académie avait bien choisi ses commissaires !

Cependant la commission n'était pas satisfaite : elle désirait constater de nouveau cette singulière faculté de discourir sur les maladies et d'indiquer les remèdes convenables : « Cette occasion fut offerte au rappor- » teur (dit M. Husson, en parlant de lui-même), » *sans qu'il l'eût provoquée*, par la mère d'une jeune » fille à laquelle il donnait ses soins *depuis fort long-* » *temps*. »

Remarquons bien ce préambule : les amateurs du merveilleux n'y trouveront rien de remarquable ; mais les hommes soupçonneux et les défiants , les hommes enfin à interprétation naturelle , n'auront garde d'oublier ces premières déclarations , savoir : que l'idée de faire magnétiser la malade en question , *n'est pas venue* au rapporteur ; qu'il *n'a pas provoqué* ce fait ; qu'il traitait *depuis fort long-temps* cette malade ; et qu'enfin , c'est la mère , poussée par on ne sait qui , *qui demanda* le magnétisme pour sa fille. J'avoue que si j'eusse été partisan du magnétisme, j'aurais préféré que la provocation fût venue de la part de M. Husson, parce que son caractère inspire de la confiance; mais les choses sans doute n'auraient pas pu s'arranger ainsi; la provocation devait venir d'ailleurs. Mais ce qu'il y a de singulier, c'est que les commissaires ne se soient nullement inquiétés de remonter à la source de cette prétendue fantaisie, qui n'était à coup sûr rien moins que spontanée.

« La malade, âgée de vingt-quatre à vingt-cinq ans, » était atteinte depuis deux ans environ d'une hydro- » pisie ascite, accompagnée d'obstructions nombreu- » ses, les unes du volume d'un œuf, d'autres du » volume du poing, quelques-unes du volume d'une » tête d'enfant, et dont les principales avaient leur » siége dans le côté gauche du ventre. L'extérieur du » ventre était inégal, bosselé, et les inégalités corres- » pondaient aux obstructions dont la capacité ab- » dominale était le siége. M. Dupuytren avait déjà » pratiqué dix ou douze fois la ponction et avait tou- » jours retiré une grande quantité d'albumine claire, » limpide, etc. Le rapporteur avait été présent une » fois à cette opération, et il fut facile à M. Dupuytren » et à lui de s'assurer du volume et de la dureté de » ces tumeurs, etc. Ils prescrivirent différents remè- » des et ils attachèrent quelque importance à ce que » mademoiselle ***, *fût mise à l'usage du lait d'une* » *chèvre à laquelle on ferait des frictions mercuriel-* » *les.* (Pag. 65, 66) ».

Ainsi, voilà une jeune personne malade depuis au moins deux ans à Paris, malade d'une affection connue, atteinte de lésions bien évidentes et bien matérielles, traitée par un chirurgien qui, dans ses leçons cliniques, cite souvent des cas de sa pratique particulière, malade enfin pour laquelle on avait déjà appelé plusieurs médecins, et M. le rapporteur s'applaudit d'avoir trouvé une occasion unique pour mettre les magnétiseurs à l'épreuve! Il semble, à l'entendre, que cette malade lui était tombée du ciel, qu'elle devait être aussi inconnue à MM. les magnétiseurs, que si elle lui était arrivée directement de la Chine! Et notez que ce n'est pas à lui, comme il l'a dit plus haut, que l'idée est venue de la mettre en rapport avec une somnambule de profession; que cette idée était venue à la famille à l'instigation de personnes qu'il ne connaît pas! Eh bien, que fait M. Husson? Sans se douter qu'il est peut-être le jouet d'une intrigue, le 21 février 1827, il va chercher M. Foissac et sa somnambule, et il les conduit mystérieusement dans une maison, rue du faubourg du Roule; sans leur indiquer, dit-il (pag. 66), ni le nom, ni la demeure, ni la nature de la maladie de la personne qu'il allait soumettre à l'indagation de la somnambule.

Voyez la grosse malice! Il ne dit, ni telle chose, ni telle autre chose, ni telle autre, et il ne lui vient pas le plus petit soupçon qu'on en sait peut-être bien tout autant que lui.

Nous allons voir maintenant si ce qui s'est passé dans cette consultation était ou non de nature à confirmer, ou du moins à éveiller des soupçons semblables; c'est-à-dire, si, comme dans le cas de M. Marc, la somnambule se bornera à quelques indications vagues et insignifiantes, ou si elle mettra effrontément le doigt, non-seulement sur ce qui existe matériellement, mais aussi sur les prescriptions déjà suivies par la malade.

« La malade ne parut dans la chambre où se fit » l'expérience que quand M. Foissac eût endormi » Mademoiselle Céline, et alors après avoir mis une » de ses mains dans la sienne, elle l'examine pendant » huit minutes, *non pas* comme le ferait un médecin, » en pressant l'abdomen, en le percutant, en le scru- » tant dans tous les sens, mais seulement en appli- » quant la main à plusieurs reprises sur le ventre, sur « la poitrine, le dos et la tête. »

« Interrogée pour savoir d'elle ce qu'elle avait *ob-* » *servé* chez la malade, elle répondit que tout le » ventre était malade, qu'il y avait un squirrhe, et » une grande quantité d'eau du côté de la rate; » que les intestins étaient très-gonflés; qu'il y avait des » grosseurs du volume d'un œuf dans lesquelles » étaient contenues des matières puriformes, et que ces » grosseurs devaient être douloureuses; qu'il y avait » au bas de l'estomac une glande engorgée, de la » grosseur de trois de ses doigts, et que cette glande était » dans l'intérieur de l'estomac (on voit que la som- » nambule y mettait du sien et qu'elle brodait son » thème); que la maladie était ancienne, et qu'enfin » Mademoiselle ***** devait avoir des maux de tête. » (pages 66 et 67.

Une précision aussi remarquable et aussi frappante sous certains rapports, aura-t-elle pour effet de faire ouvrir les yeux aux commissaires? non; elle paraîtra merveilleuse, si vous le voulez, prodigieuse; mais elle ne fera qu'ajouter encore à leur aveuglement pour le magnétisme animal.

Enfin, on interroge la somnambule sur le traitement à faire suivre à la malade; elle répond : *que le lait d'une chèvre que l'on frotterait d'onguent napolitain conviendrait!!!*

Je le demande : n'était-ce pas une imprudence, une maladresse insigne de la part de la somnambule que d'aller jusqu'à indiquer ce moyen thérapeutique? n'était-ce pas compromettre tout le succès de l'intrigue? Hé bien! il paraît que non; on a voulu frapper le grand coup aux yeux des commissaires, et on a réussi : le rapporteur s'est empressé d'*annoter* soigneusement cette circonstance précieuse au grand contentement des magnétiseurs.

Je dois ici rapporter un incident qui se rattache à ce fait. Le rapport de la commission, je l'ai dit au commencement de mon examen, n'a pas encore été discuté, mais il a été lu dans le sein de l'Académie. Cette lecture a été écoutée avec attention; mais lorsque le rapporteur est arrivé à ce passage, une explosion générale de marques d'incrédulité a eu lieu dans l'assemblée, au point même de troubler le lecteur. Aussi M. Husson a-t-il depuis ajouté une note à cet endroit de son texte (Au bas de la page 67). Voici cette note :

« Sans attacher une *grande* importance à cette *sin-*
» *gulière* rencontre de la prescription faite par la
» somnambule de l'usage du lait d'une chèvre fric-
» tionnée d'onguent mercuriel avec cette même pres-
» cription recommandée à la malade par M. Dupuytren,

» la commission a dû consigner dans son travail
» cette coïncidence. Elle la présente comme *un fait*
» dont le rapporteur garantit *l'authenticité* ; mais
» dont ni lui, ni elle ne peuvent donner aucune *ex-*
» *plication.*»

J'ai dit dans un autre ouvrage (Examen du rapport sur le choléra-morbus), que beaucoup de médecins pensent avoir répondu à tout, lorsqu'ils vous ont dit avec suffisance, ceci est *un fait* : mais savez-vous ce qui établit le titre et la valeur d'un fait? C'est la connaissance des rapports de causalité qu'il a avec telles ou telles circonstances; ainsi, pour ne pas sortir du fait qui nous occupe, supposez que la somnambule ait été informée d'abord, comme tout l'indique, de la prescription de M. Dupuytren : que devient le fait? rien autre chose qu'un grossier moyen d'intrigue. Supposez, au contraire, qu'elle ait découvert l'urgence de ce moyen par un sens nouveau développé en elle-même, le fait alors est un résultat immense ; c'est un pas, comme jamais il n'a été donné d'en imprimer à la thérapeutique, et ce pas on le devrait à une femme privée de toute instruction médicale. Le rapporteur ajoute que c'est un fait dont il garantit *l'authenticité*; mais qui doute que sa somnambule ait dit cela? M. Husson ne pourra donc jamais sortir de cette étroitesse d'idée? Il ne veut pas concevoir que l'authenticité ne donne aucune valeur à un fait de cette nature, et que c'est le *quo modo* seul qui nous importe. « Nous garan-
» tissons l'authenticité de ce fait, dit-il; mais ni la com-
» mission, ni moi, ne pouvons en donner aucune
» explication. » (*Loc. cit.*) Il se trompe, il s'abuse

lui-même; il a par devers lui une explication, et la preuve en est qu'il l'a donnée, lorsqu'il a dit (p. 64) que cette demoiselle Céline devait au somnambulisme la faculté d'*indiquer* les remèdes qu'il *convient* d'opposer aux maladies, et lorsqu'il a déduit cette vingt-neuvième conclusion (p. 76.), savoir : que le magnétisme, comme moyen thérapeutique, devrait trouver sa place dans le cadre des connaissances médicales.

Ainsi, indépendamment de l'authenticité sur laquelle nous sommes d'accord, M. le Rapporteur a, comme moi, une explication à donner sur le fait : il l'explique par l'*intuition* et la *prévision*, facultés qu'il croit developpées dans mademoiselle Céline par le moyen du magnétisme : moi, je trouve qu'on peut l'expliquer par la supposition, que non-seulement rien ne rend impossible, mais que tout rend vraisemblable, d'une information préalable, donnée tout bonnement à cette demoiselle. C'est au lecteur à choisir ici, comme dans toutes les autres expériences.

Mademoiselle Céline a été consultée trois fois sous les yeux de la commission. J'ai donné les détails des deux premières consultations ; quant à la troisième, elle est tellement analogue à la seconde, que pour ne pas fatiguer les lecteurs, je crois devoir me dispenser de la rapporter. Je dirai seulement qu'il s'agissait encore d'une maladie *fort ancienne* et *matériellement* déterminée (engorgement des glandes cervicales); que c'est encore la famille de la malade qui voulut avoir l'avis de la somnambule de M. Foissac ; et que cette fois, le rapporteur n'eut pas même la peine de conduire le magnétiseur et la somnambule chez la malade;

car il fut simplement *appelé pour assister* à cette consultation magnétique (p. 68.) J'ajouterai que la somnambule ne manqua pas de deviner, comme on le pense bien, qu'il y avait à la partie supérieure droite du cou une *maladie scrofuleuse*; que la commission attribua à l'intervention du magnétisme cette nouvelle preuve de la perspicacité de la demoiselle Céline, et qu'elle pensa qu'il n'y avait pas jusqu'à l'expression *scrofuleuse* qui ne lui ait été révélée par l'agent magnétique !

Ici se terminent les faits rapportés par les commissaires : « Faits, disent-ils, que nous avons si *péniblement* recueillis (ceci est une expression académique en usage, car nous savons que les commissaires se sont parfois fort amusés.), « que nous avons observés avec » *tant de défiance* ! » (on a pu en juger.) « Nous pour» rions ajouter ceux que l'*histoire ancienne* et même » l'*histoire moderne* nous rapportent sur les prévi» sions qui se sont réalisées, sur les guérisons obte» nues par l'imposition des mains, sur..., etc. » Ce début va faire frémir les lecteurs, mais qu'ils se rassurent : « la commission, dit le rapporteur, ne gros» sira pas son travail de faits étrangers au magné» tisme. » (p. 69.)

Il était impossible cependant de terminer un travail académique aussi sérieux et aussi important, sans le clore par une péroraison tant soit peu pathétique ; il convenait en effet de jeter un coup d'œil de satisfaction sur tout ce qu'on avait fait, sur la marche philosophique qu'on avait suivie, et de réclamer enfin de la bénévolence de ses collègues, une approbation pleine et entière : le rapporteur n'a pas manqué de le faire, et avec une confiance si profonde, que je ne puis m'empêcher de reproduire ici ce morceau, d'ailleurs fort touchant.

« Arrivée au terme de ses travaux, avant de clore » ce rapport, la commission s'est demandé si, dans » les *précautions qu'elle a multipliées* autour d'elle » pour éviter *toute surprise*; si dans le sentiment de » *constante défiance* avec lequel elle a *toujours procédé*; » si dans l'examen des phénomènes qu'elle a observés, » elle a rempli *scrupuleusement* son mandat. *Quelle* » *autre marche*, nous sommes-nous dit, aurions nous » pu suivre? quels moyens *plus certains* aurions-nous » pu prendre? de quelle *défiance* plus *marquée* et plus » *discrète* aurions-nous pu nous pénétrer? Notre con» science, Messieurs, nous a répondu hautement que » vous ne pouviez rien attendre de nous que nous » n'ayons fait. Ensuite avons-nous été des observateurs » probes, exacts et fidèles? c'est à vous qui nous » connaissez depuis longues années, c'est à vous qui » nous voyez constamment près de vous, soit dans le » monde, soit dans nos fréquentes assemblées, de ré» pondre à ces questions. Votre réponse, Messieurs, » nous l'attendons de la vieille amitié de quelques-uns » d'entre vous, et de l'estime de tous. » (p. 76, 77.)

Je m'imagine que lorsque l'Académie royale de médecine, Académie rétribuée par la Nation, s'empare d'une question scientifique pour la traiter, elle n'a pas le dessein de ne travailler que pour elle, de faire de cette question une affaire de famille; je m'imagine qu'elle a en vue l'avancement de la science, la propagation des lumières et l'intérêt du corps médical tout entier : aussi quand une commission présente un rapport, il me semble que cette commission ne doit pas en appeler à l'*amitié* de tels ou tels membres, mais bien à la sagacité de la compagnie. Malheureusement, nos commissaires ne paraissent pas avoir compris cela, et ici, comme dans le corps du rapport, ils ont confondu la question de probité et d'honneur avec la question de raisonnement et de sagacité. Ce qui le prouve, c'est la nature des questions que le rapporteur finit par adresser à l'Académie au nom de la commission ; or, ces questions, quoique vicieusement conçues, sont d'un intérêt tellement général, qu'il est impossible de les laisser sans réponse.

Pour ce qui est des premières questions, la commission se les est adressées à elle-même. Les voici :

D. La commission a-t-elle scrupuleusement rempli son mandat sous le triple rapport des précautions à prendre, du sentiment de défiance nécessaire et de l'examen des phénomènes ?

R. Oui, la commission a scrupuleusement rempli son mandat sous le rapport de l'*examen* des phénomènes ; non, elle ne l'a pas rempli, sous le rapport des précautions à prendre et du sentiment de défiance dont elle aurait dû se pénétrer, puisque, sous ces rapports, elle a été arrêtée par la crainte de *faire injure* aux magnétiseurs et aux magnétisés (p. 58, 59.), et qu'elle a préféré s'en rapporter à leur bonne foi.

D. Quelle autre marche aurait pu suivre la commission ?

R. Elle aurait dû rechercher, dans l'examen des

faits, 1° ceux qui rentrent dans la classe des phénomènes physiologiques, dont la cause est connue; 2° ceux qui résultent de certains états morbides; 3° se demander, pour les autres, si *toute* supercherie avait été *physiquement* impossible.

D. La commission aurait-elle pu prendre des moyens plus *certains* que ceux qu'elle a pris?

R. Oui. Car tous les moyens qu'elle a pris étaient fondés sur la bonne foi *supposée* des magnétiseurs et des magnétisés.

D. La commission aurait-elle pu se pénétrer d'une méfiance plus marquée et plus discrète?

R. Non. Car l'une de ces conditions exclut l'autre; toute méfiance qui devient marquée est *indiscrète*; il en résulte que la discrétion que les commissaires ont accordée aux magnétiseurs et aux magnétisés, les a empêchés de marquer de la défiance, c'est-à-dire, de prendre des mesures indiscrètes.

Comme les commissaires n'avaient pas adressé ces questions à l'Académie, mais bien à eux-mêmes, voici ce que leur *conscience*, disent-ils, a répondu hautement : *Tout ce que l'Académie pouvait attendre des commissaires, ils l'ont fait!* Mais, d'abord, ce n'est pas leur conscience qui aurait dû faire la réponse, c'est leur jugement; car, *consciencieusement* parlant, ils ont fait tout ce qu'on pouvait attendre de commissaires *probes* et *honorables*; mais, *logiquement* parlant, ils n'ont pas rempli le mandat que l'Académie leur avait imposé; ils n'ont pas fait ce qu'on devait attendre d'hommes *défiants*, *sévères* et *rigoureux*.

Voici maintenant la question adressée à l'Académie :

D. Les commissaires ont-ils été probes, exacts, fidèles ?

R. *Probes ;* oui. C'est ce que répondront ceux qui les connaissent depuis longues années, ceux qui les voient constamment près d'eux, soit dans le monde, soit dans les fréquentes assemblées de l'Académie : cette réponse, ils doivent l'attendre de la vieille amitié de quelques-uns, et de l'estime de tous.

Fidèles : à quoi ? diront ceux qui les connaissent, et ceux qui ne les connaissent pas : si c'est *à l'honneur*, oui, ajouteront ceux qui les connaissent; si c'est *au raisonnement*, non, ajouteront ceux qui ont lu leur rapport.

Exacts : non ; répondront ceux qui les connaissent, et ceux qui ne les connaissent pas; ceux qui les voient dans le monde, et ceux qui ne les voient qu'à l'Académie ; ceux qui les aiment, et ceux qui les estiment, c'est-à-dire, tous : car on n'est pas exact, quand on se borne à constater l'authenticité de tels ou tels effets ; et, quand on s'en rapporte aux magnétiseurs et aux magnétisés, pour tout ce qui peut concourir à la production de ces effets.

CHAPITRE XV ET DERNIER.

Doubles conclusions.

Conclusions des commissaires.

1° Le contact des pouces ou des mains, des frictions, etc., appelées passes sont les moyens employés pour se mettre en rapport, ou en

Conclusions rationnelles.

1° Le contact des pouces ou des mains, des frictions appelées *passes* etc., sont les moyens employés par les magnétiseurs pour trans-

Conclusion des commissaires.	*Conclusions rationnelles.*
d'autres termes, pour transmettre l'action du magnétiseur au magnétisé.	mettre une prétendue action aux magnétisés.
2° Le magnétisme a agi sur des personnes d'âge et de sexe différents.	2° Le magnétisme n'a agi sur aucunes personnes, quels que soient d'ailleurs leur âge et leur sexe.
3° Un certain nombre d'effets nous ont paru dépendre du magnétisme seul et ne se sont pas reproduits sans lui ; ce sont des phénomènes physiologiques et thérapeutiques bien constatés.	3° Nous n'avons pas observé un seul effet qui nous ait paru dépendre du magnétisme ; les phénomènes physiologiques et thérapeutiques que nous avons constatés reconnaissaient d'autres causes.
4° Les effets réels produits par le magnétisme sont très-variés. Il agite les uns, calme les autres, le plus ordinairement il cause l'accélération momentanée de la circulation et de la respiration, des mouvements convulsifs fibrillaires passagers ressemblant à des secousses électriques, un engourdissement plus ou moins profond, de l'assoupissement, de la somnolence et dans un petit nombre de cas ce que les magnétiseurs appellent somnambulisme.	4° Rien ne prouve que l'agitation ou le calme des personnes soumises aux passes soient produits par le magnétisme, pas plus que l'accélération momentanée de la respiration et de la circulation, les mouvements fibrillaires, l'engourdissement, l'assoupissement, etc., et même l'état désigné sous le nom de somnambulisme.
5° L'existence d'un caractère unique propre à faire reconnaître, dans tous les cas, la réalité de l'état de somnambulisme n'a pas été constaté.	5° L'existence d'un caractère unique propre à faire reconnaître, dans tous les cas, la réalité de l'état de somnambulisme n'a pas été constaté.
6° Cependant on peut conclure avec certitude que cet état existe quand il donne lieu au développement des facultés nouvelles qui ont été désignées sous les noms de clairvoyance, d'intuition, de prévision, ou qu'il produit de grands changements dans l'état physiologique comme l'insensibilité, un accroissement subit et considérable de forces, et que cet effet ne peut être rapporté à une autre cause.	6° Il nous a été impossible de conclure avec certitude que cet état fût réel, même lorsqu'il paraissait donner lieu au développement des facultés qui ont été désignées sous les noms de *clairvoyance*, *d'intuition*, de *prévision*, ou lorsqu'il paraissait produire de grands changements dans l'état physiologique, comme l'insensibilité, un accroissement subit et considérable de forces, attendu que ces effets pouvaient être rapportés à d'autres causes.
7° Lorsqu'on fait tomber une fois une personne dans le sommeil magnétique, on n'a pas toujours	7° Il ne nous a pas été démontré que le contact ou les *passes* aient réellement provoqué les phé-

Conclusions des commissaires.

besoin de recourir au contact et aux passes pour la magnétiser de nouveau. Le regard du magnétiseur, sa volonté seule, ont la même influence. On peut non-seulement agir sur le magnétisé, mais encore le mettre complétement en somnambulisme et l'en faire sortir à son insu, hors de sa vue, à une certaine distance et au travers des portes.

8° Il s'opère ordinairement des changements plus ou moins remarquables dans les perceptions et les facultés des individus qui tombent en somnambulisme, par l'effet du magnétisme.

9° Nous avons vu deux somnambules distinguer les yeux fermés, les objets que l'on a placés devant eux, ils ont désigné, sans les toucher, la couleur et la valeur des cartes, ils ont lu des mots, etc., etc.

10° Nous avons rencontré chez deux somnambules la faculté de prévoir des actes de l'organisme plus ou moins éloignés, plus ou moins compliqués. L'un d'eux a annoncé, plusieurs mois d'avance, le jour, l'heure et la minute de l'invasion et du retour d'accès épileptiques. L'autre a indiqué l'époque de sa guérison. Leurs prévisions se sont réalisées, etc.

11° Nous n'avons rencontré qu'une seule somnambule qui ait indiqué les symptômes de la maladie de trois personnes avec lesquelles on l'avait mise en rapport. Nous avions cependant fait des recherches sur un assez grand nombre.

Conclusions rationnelles.

nomènes du sommeil dit magnétique; il nous a encore moins été démontré que le regard du magnétiseur, que sa volonté, aient eu la même influence. Aucune expérience ne prouve qu'on ait provoqué ou fait cesser le somnambulisme, *à l'insu des magnétisés*, hors de leur vue, à une certaine distance et au travers des portes.

8° Les changements plus ou moins remarquables qui paraissent s'opérer dans les perceptions et les facultés des somnambules, peuvent être rapportés à d'autres causes qu'au magnétisme.

9° On nous a montré deux somnambules capables, disait-on, de lire, les yeux fermés, de distinguer la valeur et la couleur des cartes, etc., mais il ne nous a pas été suffisamment prouvé, que les bords des paupières aient été, *dans tous les instants*, en contact immédiat.

10° On nous a montré deux autres somnambules doués, disait-on, de la faculté *de prévoir* des actes de l'organisme plus ou moins éloignés; mais l'un nous a prédit les accès d'une maladie qu'on peut simuler, l'autre nous a annoncé l'époque de sa guérison lorsque déjà il était en pleine convalescence.

11° On nous a montré enfin une somnambule qu'on assurait douée de la faculté de constater la nature des maladies des autres personnes et d'en indiquer le traitement; mais, dans la première des trois consultations qui ont eu lieu devant nous, elle n'a annoncé que des symptômes insignifiants, et dans les deux autres, tout indique qu'elle avait reçu des indications préalables.

Conclusions des commissaires.

12° Pour établir avec quelque justesse les rapports du magnétisme avec la thérapeutique, il faudrait en avoir observé les effets sur un grand nombre d'individus et avoir fait long-temps et tous les jours des expériences sur les mêmes malades. Cela n'ayant pas eu lieu, la commission a dû se borner à dire ce qu'elle a vu dans un trop petit nombre de cas pour oser rien prononcer.

13° Considéré comme agent de phénomènes physiologiques, ou moyen thérapeutique, le magnétisme devrait trouver sa place dans le cadre des connaissances médicales et par conséquent les médecins seuls devraient en faire ou surveiller l'emploi, ainsi que cela se pratique dans les pays du nord.

14° La commission n'a pu vérifier, parce qu'elle n'en a pas eu l'occasion, d'autres facultés que les magnétiseurs avaient annoncé exister chez les somnambules. Mais elle communique des faits assez importants dans son rapport, pour qu'elle pense que l'Académie devrait encourager les recherches sur le magnétisme comme une branche très-curieuse de psychologie et d'histoire naturelle.

Conclusions rationnelles.

12° Il n'y a pas de rapports à établir entre le magnétisme animal et la thérapeutique : parce que les effets prétendus magnétiques ont été absolument nuls sous ce rapport, comme sous tous les autres, ce n'est donc pas à cause du petit nombre de ces effets, mais à cause de leur nullité que la commission ne peut rien prononcer.

13° Le magnétisme animal ne peut être considéré comme agent de phénomènes physiologiques, encore moins comme moyen thérapeutique ; il ne saurait donc trouver sa place dans le cadre des connaissances médicales; par conséquent loin d'en conseiller l'emploi, les médecins devraient s'élever contre le charlatanisme qui cherche à l'exploiter.

14° La commission n'a pu faire tomber, parce qu'elle n'en a pas eu l'occasion, tant d'autres facultés que les magnétiseurs avaient annoncé exister chez les somnambules, mais elle communique des faits assez importants dans son rapport pour que l'Académie s'abstienne d'encourager les recherches sur le magnétisme, attendu que ces recherches ne peuvent constituer, comme on a voulu nous le faire croire, une branche très-curieuse de psychologie et d'histoire naturelle.

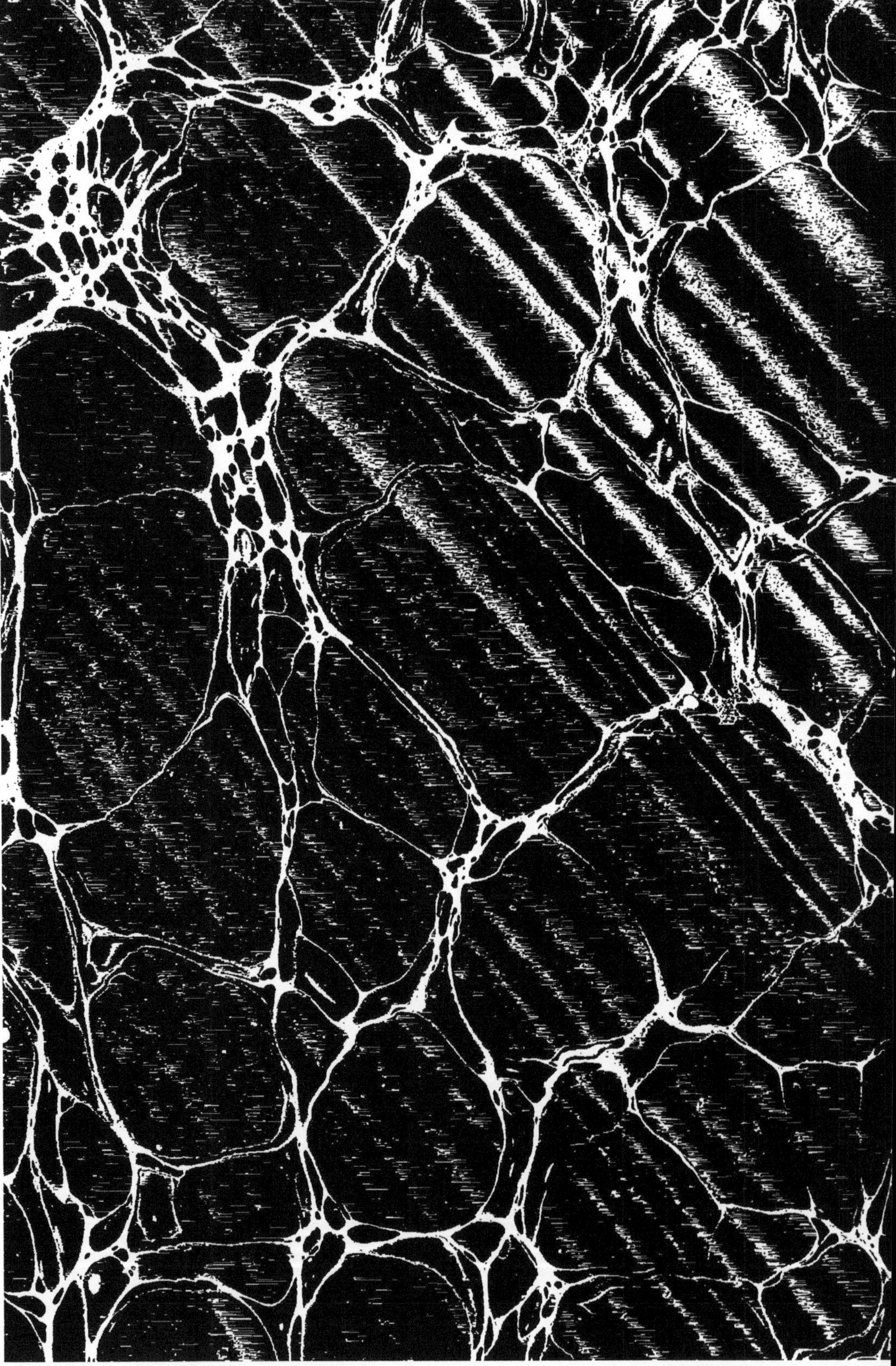

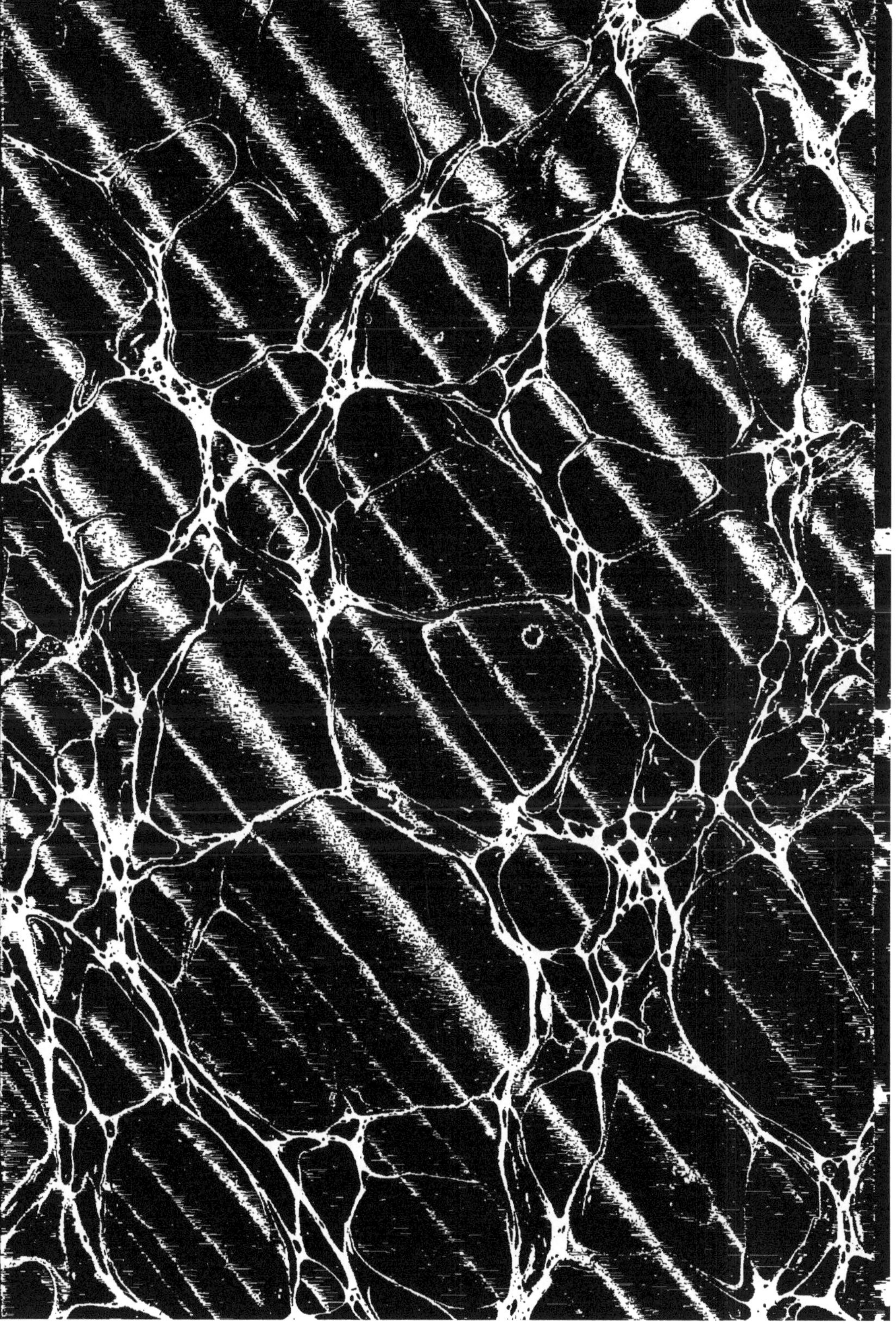

www.ingramcontent.com/pod-product-compliance
Ingram Content Group UK Ltd.
Pitfield, Milton Keynes, MK11 3LW, UK
UKHW020317250726
13967UKWH00004B/1772